ワタナベダイチ式！

両親学級の つくり方

株式会社アイナロハ・代表取締役

渡辺大地

医学書院

ワタナベダイチ式！　両親学級のつくり方

発　行　2019 年 7 月 1 日　第 1 版第 1 刷ⓒ

著　者　渡辺大地

発行者　株式会社　医学書院

　　　　代表取締役　金原　俊

　　　　〒113-8719　東京都文京区本郷 1-28-23

　　　　電話　03-3817-5600（社内案内）

印刷・製本　アイワード

本書の複製権・翻訳権・上映権・譲渡権・貸与権・公衆送信権（送信可能化権
を含む）は株式会社医学書院が保有します．

ISBN978-4-260-03913-0

本書を無断で複製する行為（複写，スキャン，デジタルデータ化など）は，「私
的使用のための複製」など著作権法上の限られた例外を除き禁じられています．
大学，病院，診療所，企業などにおいて，業務上使用する目的（診療，研究活
動を含む）で上記の行為を行うことは，その使用範囲が内部的であっても，私的
使用には該当せず，違法です．また私的使用に該当する場合であっても，代行
業者等の第三者に依頼して上記の行為を行うことは違法となります．

JCOPY　〈出版者著作権管理機構　委託出版物〉

本書の無断複製は著作権法上での例外を除き禁じられています．
複製される場合は，そのつど事前に，出版者著作権管理機構
（電話 03-5244-5088，FAX 03-5244-5089，info@jcopy.or.jp）の
許諾を得てください．

はじめに

　はじめまして。渡辺大地です。

　私は2011年に埼玉県所沢市で株式会社アイナロハを立ち上げ，翌年から「産後サポート『ままのわ』」という産前産後ヘルパー派遣サービスを開始しました。それと同時期に，所沢市内の産科クリニックで「パパニティ・クラス」という両親学級の講師を務めるようになり，2019年夏には初開催から7年になります。現在では，全国で年間100本ほどの両親学級とそれにまつわる講演，助産師会での研修や助産師養成課程を含む看護学部などでの授業も担当させていただけるようになりました。

　その中で多くの失敗もしましたし，失敗とまでいかなくともうまくできなくて落ち込むこともありました。何度やっても毎回が反省の連続です。それでも，ときどき，本当に稀にですが，「今回はうまくいったな！」と思うこともあります。

　そんなこれまでの経験を踏まえ，そして現状の課題も含め，両親学級運営をめぐる悪戦苦闘のあれこれを紹介していこうというのが本書です。

　本書の内容が連載として掲載された『助産雑誌』には，それ以前にも特集の執筆などをしていますが，2015年11月号の汐見稔幸先生（白梅学園大学学長）へのインタビュー記事「父親の育児参加をうながす『両親学級』とは」はとても好評でした。両親学級の世界で汐見先生は第一人者であり，未開の地を開拓された方です。そんな先生に，日本の両親学級の歴史から教えていただき，現状の課題を分析していただきました。

　その汐見先生に，インタビュー後に感謝のメールを送りました。そうしたら，お返事として，次頁のようなとても胸の熱くなるメッセージをくださいました。

（前略）

僕らは先に走っただけで，あなた方が本走者ですよ。

あなた方なりのやり方で楽しくやってください。

若い人っていいな，とそれだけでもうらやましいのですから。

ともかく応援しています。

がんばって！

汐見稔幸

　これは，私だけに向けられたものではなく，現場で両親学級に奮闘するすべての関係者への激励だと思えるのです。

　現場のニーズに合ったやり方で，楽しく，試行錯誤しながらチャレンジを続けることが両親学級のあり方であって，正解も不正解もないということですよね。このメッセージがどれだけの実践に裏づけられたものか，汐見先生の膨大なご著書を拝見すれば一目瞭然です。

　そうしたことを心に留めつつ，一方で，現場では日々助産師やスタッフたちが両親学級の運営に悪戦苦闘していることもわかっています。「現場のニーズに合った」という部分，「楽しい」という部分，行なうは難し，ですよね？

　本書は私の学級運営の経験談（第1部）と，全国のステキな学級のレポート（第2部）をまとめたものです。本書を通して，両親学級をつくりあげる喜びを感じてもらえたら，たいへん嬉しいです。

2019年5月

渡辺大地

もくじ

第1部 ワタナベダイチ式！両親学級のつくり方 1

第1章 両親学級で何を伝えるべきか 2

第2章 両親学級で理想を語るか, 現実を語るか 6

第3章 両親学級を参加者全員でつくりあげる 13

第4章 男性限定講座（父親学級）と夫婦同伴講座（両親学級） 20

第5章 どうやって両親学級に集客するのか 26

第6章 両親学級のためのちょっとした工夫 32

第7章 産前クラスか, 産後クラスか 40

第8章 講師に向いている人とは 46

第9章 両親学級に最適な人数は？ 52

第10章 考える沐浴指導 58

第11章 改善のためのアンケート実施 65

第12章 開催日程の検討とプレ開催のススメ 72

第13章 自己紹介をするか, しないか 78

第14章 意識が高い・低いとは, どういうことか？ 84

第15章 父親の自覚はいかに？ 91

両親学級のプログラムに関するＱ＆Ａ 97

第2部 ワタナベダイチが行く！全国・両親学級レポート 103

第1章 現役パパがマタニティ夫婦の悩みを受け止める
「パパランチ」！〈矢島助産院〉 104

もくじ

第2章 「産後劇」で産後をリアルにイメージ！
〈埼玉県助産師会 朝霞地区〉 ………………………………………… 113

第3章 夫婦でイメージトレーニング！　産後に特化した両親学級
〈青葉レディースクリニック〉 ………………………………………… 121

第4章 産後のメンタルヘルスに響け，
男性小児科医師による父親学級！
〈JA長野厚生連 佐久総合病院 佐久医療センター〉 ……………… 130

第5章 「お産の流れ」を学ぶ！
夫婦でお産をシミュレーションする両親学級
〈小阪産病院〉 ……………………………………………………………… 137

第6章 受講者に合わせてプログラムを調整，
1人ひとりに寄り添う両親学級！　〈吉村医院〉 …………………… 145

第7章 乳児期以降の子育てを妊娠中に学ぶ！
男女双方に響く夫婦向け講座
〈千葉県浦安市こども家庭支援センター〉 …………………………… 153

第8章 「家族を作る」プログラム！
3段階で学ぶ両親学級　　〈赤川クリニック〉 ……………………… 162

第9章 助産学生がつくる一度限りの両親学級！
〈山口県立大学 別科助産専攻〉 ……………………………………… 170

第10章 お産経験者にインタビュー，
夫を巻き込む仕組みをつくった両親学級！　〈愛産婦人科〉 …… 180

第11章 震災で中断した両親学級，
「参加型」を強化して再スタート！　〈黒川産婦人科医院〉 ……… 188

第12章 全国に学ぶ！　両親学級成功の秘訣とは？ …………………… 196

第13章 両親学級の人材育成を考える …………………………………… 201

おわりに …………………………………………………………………… 207

さくいん …………………………………………………………………… 209

第 1 部

> ワタナベダイチ式！

両親学級の
つくり方

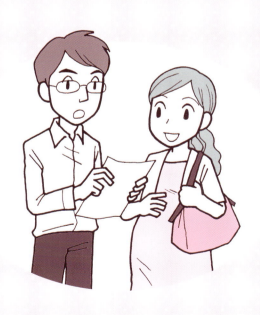

1 両親学級で何を伝えるべきか

 両親学級で何を伝えるべきだと思いますか？

　早速ですが，現場で両親学級（父親学級でもプレパパママ学級でもいいです）を運営されている方に答えていただきたいのです。

　私は，起業当初は「両親学級」というワークショップを少しでも多くの会場で導入してほしいと思い，産院をはじめとした各所に営業にまわっていました。運よく学級担当の助産師さん（師長さんであることが多いです）とお話しする機会をもらえると，最初に必ずこれを尋ねられるんです。「助産師でも，保健師でも，産科医でもない素人のあなたが，両親学級で何を伝えたいわけ？」と。

　最初はうまく答えられなくて，「イクメンよりも大事なものを……」とか「妻の心に本当に寄り添うために……」などそれっぽい言葉を並べていたのですが，営業の数を重ねるうちにだんだん模範解答がわかってきました。

　それは，「この産院では，両親学級で何を伝えるべきだと考えていますか？」と私から質問することです。私への戒めでもあるという前提で話しますが，これってなかなか難しい質問じゃないでしょうか？

　ある時など，この質問に対して，すでに両親学級を院内スタッフで運営している産院で「ニーズがあるからやっています」と言われたこともありました。ニーズがあるならなおのこと，産院としての両親学級の意義をスタッフ間で共有しておかなければ，ニーズに応えられているかどうかがわからないはずです。

そして，両親学級の意義というのは，両親学級をやりながらでないとわからない，というところもミソです。つまり，初めて両親学級にチャレンジするという段階ですでに意義が見出せているということは普通ありえなくて，やっていく中でようやく見えてくるものなんだと思っています。

始めてから見えてくる両親学級の意義

　私は現在，レギュラーの両親学級を3か所（病院，クリニック）預かっていますが，すべて異なる意義（主催者さんの思い）のもとに開催しています。だからこそ，一概に「両親学級で何を伝えるべきか？」を答えることはできないのです。

　当然，目指すところが徐々に変化することもあるでしょうし，レベルを下げていくこともあるかもしれない。そうやってプログラムを修正しながら受講者に最適なかたちを探っていくことになります。

立ち会い出産を充実させたい！

　私が初めてレギュラーを任せていただいた埼玉県所沢市の松田母子クリニックでは当初，「立ち会い出産を充実させたい」という希望があり，それを補うための両親学級が求められていました。同院は，立ち会い出産の割合が比較的高く，助産師さんも熱心に父親を巻き込んでいるのですが，両親学級のなかった当時，立ち会い出産を望む父親がいまひとつ自分事として出産に臨めていないのではないか，という危機感があったようです。……というと深刻な感じがしますが，要は，立ち会い中に寝たり，漫画を読んだり，タバコ休憩に行ったり，そういうことじゃ父親として役に立たないじゃん，という部分を両親学級でレクチャーしておきたい，というわけです。

　そこで，学級担当の助産師さんと何度も打ち合わせを行ない，院内で開催されている母親学級全3回も見学させていただき（ちょうど妻が妊娠中だったので，平日開催の母親学級にもついてきちゃう熱心な夫と

いう体で偵察しました），立ち会い出産に求められている「父親」部分の意義を情報収集して，当初の両親学級プログラムを作成しました。

そして，月2回のレギュラー開催がスタート。両親学級で立ち会い出産のレクチャーをするようになって，立ち会いの充実度が増し，スタッフさんたちも満足満足……かと思いきや，そうでもなかったんですね。

学級を始めて間もなくわかったのですが，「立ち会い出産を希望していない妻」って結構いるんですよね。考えてみれば，私の妻も第1子の出産の時は立ち会いなんて考えられないと言っていました。そんな夫婦も両親学級には来てくれる。でも，中身は立ち会い出産の話ばかり。これじゃ満足度が高くなるわけがないし，場違いだと悟った夫婦の雰囲気はほかの受講者にも伝わりますから，全体的に居心地の悪い講座になることがしょっちゅうでした。

産後の過ごし方を伝えることに

そこで，再び担当の助産師さんとプログラムを練り直すことにしました。ここで，改善点として私と助産師さんとで一致した部分がありました。つまり産後の家事代行をしていることで得られる私の仕事現場での意見と，出産をサポートする現場で得られる助産師さんの意見との「共通点」が浮かんだのです。それは，「妊娠中に（両親学級などで）学ぶことの多くが，パパを『教育』するべく考えられている」ということです。にもかかわらず実は産後サポートのお客さんからもよく聞くのですが，**（一般的な）両親学級でやったことを夫が役立てている気配がない**んだそうです。

これがまさに，立ち会い出産をレクチャーしたい主催者と，それを求めていない受講者との関係性だったんです。両親学級は，何かしらの方針を押しつけるものではないんですよね。そうなると両親学級の2時間がすべて無駄になります。本来は，大切な情報が盛りだくさんなはずなんです。なのに，完全な無駄になってしまう可能性がある。それは，両親学級で何を伝えるべきか……ということが「主催者が何を伝えたい

か」になってしまっているからなのかもしれません。

　ちなみに，松田母子クリニックでは検討の結果，「産後の過ごし方」に重点を置いて，各家庭で実践可能な産後の生活のイメージトレーニングをする，というテーマに変更しました。これが受講者に受け入れられ，レギュラー丸７年になる今でも，この方向性は変わっていません。

　ただし，プログラムの内容は日々変わっています。受講者の傾向が変わるのですから，見せ方も当然変えていかないといけません。

　現場で両親学級を導入したい！または，現状のクラスを改善したい！という担当者の皆さん，ぜひ，実際に運営していきながら，受講者のニーズがなんなのか，まっさらな気持ちで感じてみませんか。受講者から教わるんです。まずは始めてみなければわかりません。

2 両親学級で理想を語るか，現実を語るか

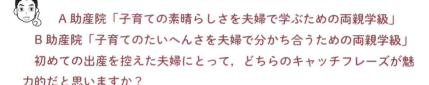
A助産院「子育ての素晴らしさを夫婦で学ぶための両親学級」
B助産院「子育てのたいへんさを夫婦で分かち合うための両親学級」
初めての出産を控えた夫婦にとって，どちらのキャッチフレーズが魅力的だと思いますか？

早速ですが，両親学級のキャッチフレーズを2パターン示しました。本章では，両親学級で理想を語るべきか，それとも現実を語るべきかについて考えてみたいと思います。

理想と現実，どちらも本当だし大切

2014年の私の文章ですが，『助産雑誌』に掲載された次のようなエピソードがあります。

> 過去に1度だけ，父親学級の主催者を怒らせてしまったことがあります。ある助産院主催の公開講座で登壇させていただいた時です。私のもち時間が終了し，「ご清聴ありがとうございました！」の挨拶の直後に，主催者の方が壇上に上がり，受講者に言いました。「今の渡辺さんの話はすべて忘れてください。ほとんどが嘘ですから」。私は面食らい，何もコメントできなかったのですが，その助産師さん曰く，私が講座で「出産後に育児がしんどくなったり，子どもがかわいいと思えないことがあるかもしれない」と説明したことに対して，「"育児がしんど

い"なんて言って，妊婦の間で"あの助産院で産んだら産後にしんどくなるらしい"なんて噂でもたったらどうするの？　出産は夢を見させておけばいいの！」とのことでした。

〔渡辺大地：父親目線で語る父親のニーズと『伝わる』保健指導の方法．助産雑誌 68（9）：796-800, 2014〕

　いまだに，この記事を覚えていてくださる方から「あれ，どこの助産院ですか？」と聞かれることがあります。両親学級を運営するうえで，この部分をどう考えるかが土台になりますので，現場の助産師さんたちも頭を悩ませているのだと思います。

　私も経営者なので，この感覚はよくわかります。私を講師に呼んだ主催者さんからしたら，私は両親学級の時だけしゃべりに来ている，いわば責任感の乏しい人。一方で主催者さん（助産院）は受講者夫婦が出産するまでずっと伴走するのですから，私の発言に誤りがあった場合は，その責任を取らされてしまうかもしれません。

　ただ，産前産後ヘルパーサービスを提供するという私の仕事柄，両親学級を受講したご夫婦が出産を経て，私たちのサポートを利用しに戻ってきてくれる可能性があります。そうなると両親学級での「育児がしんどい人もいる」発言の責任を取るのは，実は私自身だったりします。ですから，うれしい！たのしい！大好き！な理想だけを語る講座にはしたくないんです。

どこに焦点を当てるか決めておこう

　一方で，こんなリクエストを受けたこともあります。

　「初産だと産後の女性がどれほどたいへんで追い詰められるかということがイメージできていない。そこで，産後のたいへんさや夫婦間の意識のずれを，いろいろな事例などを使って紹介してほしい。ただし，産後はたいへんになるという印象をもたれたら困るので，夢は壊さないでほしい」

初産夫婦のみを対象とした両親学級ワークショップを開催したいという主催者さんからのリクエストなのですが，はたしてたいへんさを伝えたいのか，伝えたくないのか。

冒頭の2つの両親学級のキャッチフレーズですが，おそらく受講者からするとA助産院（子育ての素晴らしさを夫婦で学ぶための両親学級）のほうが魅力的なんだろうと思います。初産夫婦には，なおのことです。でも，それだけでは子育てができないことは助産師さんたちも知っている。だからこそ，プログラム作成で迷うのだと思います。

両親学級をする場合，この点は院内（主催者間）でよく話し合って，どちらに焦点を当てるのかを決めておくべきです。

人によってアドバイスが違う？

以前ある産院の利用者に聞いた話ですが，大きな産院だと複数の助産師さん（や看護師さん）が母親学級の講師を担当していることがありますよね。そこで，1人の助産師さんは母親学級前期で「赤ちゃんはとってもかわいくて，いつまで見ていても飽きない，愛おしい存在。そうでなければ母親なんてやっていられない」とレクチャーしたそうです。ところが，後期の母親学級で，別の助産師さんが「自分の赤ちゃんがかわいいと思えないことは決しておかしなことじゃない。多くの母親が一度はそういう不安を抱えるもの」と教えてくれたそうです。経産婦なら，両方の意見をうまく消化できるのでしょうが，初めて妊娠した女性が聞いたら，うまく理解できないかもしれません。

ちなみに，私にこの話を教えてくれた初産婦さんは，両方の意見に混乱してしまい，担当の医師に「どっちが本当なんですか？」と尋ねたそうです。医師の答えは「産んでみたらわかる」。──ますます不安になったということです。

妊娠・出産・子育てのたいへんさを伝える意義

ところで，「妊娠中に産後のたいへんさをいくら語っても当事者には理

解できない」という意見もあると思います。確かに，一理ありますよね。

　私も，妻が初めての妊娠をした時には，子どもの名前やベビーカーや新しいカメラを買うことばかり考えていましたし，妻も，特にバースプランなどを考えずに，地元でいちばん大きな病院で産めばいい，というくらいの動機で産院を決めていました。あの頃の私たち夫婦に，出産や産後のたいへんさを熱く語ったところで，さっぱり頭に入らなかったかもしれません。

　でもそれは，たまたま第1子の時には順調に出産が進み，大きな問題がなかったので課題が表面化しなかっただけでした。不勉強を後悔したのは第2子の時です。

私が「現実」を知った体験

　妻が妊娠3か月で破水し緊急入院するまで，私は妊娠にリスクがあるのは35歳からだと思っていました。妻は当時29歳でしたから，例えば早産とか流産とか胎児の問題といったものは眼中になかったんです。妊娠中のリスクは年齢に関係ない……って，どうして誰も教えてくれなかったの！と思いました。

　男性の育休取得も，当然の権利だから会社に申し出れば受理されると思って上司に話したら，「やる気がないなら，明日から会社に来なくていいぞ」って……，どうして国の施策と現実が結びついてないの！と。

　娘が生後2週間で細菌感染し緊急入院した時（それ自体も想定外だったのですが），高額療養費は事前申請をしておかないと窓口でいったん自腹になる……って，妊婦雑誌に書いてなかったじゃん！と。

　──そんな「壁」がつぎつぎに立ちはだかり，今まで妊婦雑誌や育児書で一生懸命情報収集したのはなんだったんだと哀しくなりました。

振り返って応用できる両親学級でありたい

　もちろんそんな話ばかりでは重たくなってしまいますが，せめて**「出産にはリスクが伴う」ということが頭の片隅に残る**ような事例紹介はあったほうがいいんだろうなと思います。

過去に私が両親学級で話した事例で，受講者から大きな反響をもらったものに，「妻がある日，うつ状態になって家事育児をできなくなった」というのがあります。実際に知人から聞いた事例を出して，受講者同士で意見交換をする，というプログラムにしました。このワークが効果を発揮するのは，産後時間が経ってからなのですが，「産前にシミュレーションしておいてよかったです」という感想をいくつもいただきました。

両親学級は，その時間で完結できるものではないと思っています。ご夫婦の人生は，受講後にも延々と続いていくものですから，どこかのタイミングで思い出し，応用できるものでないとならないはずです。

困ったことがあればいつでも相談するように伝える

それでもなお，「理想」を語るほうが受講者の求めるものに近くなる，という結論に至った場合，ぜひお願いしたいことが1つあります。それは，**「何か困ったことがあったらいつでも相談しにおいで」という姿勢を見せる**ことです。

その「気持ち」をきちんと伝えよう

実は，世の中の多くの夫婦が，「出産後に再び産院の門をたたくのは次回の妊娠の時」と思っています。つまり，授乳や子どもの発育など育児の不安や母親自身の体調，産後の夫婦関係については，産院は無関係だと思っているんです。特に，初めての妊娠出産で理想の育児（子どもがかわいくて，健康で，育児不安がまったくない状態）しかイメージできないでいると，まさか出産以外の用事で産院に行くなんて考えがたいことです。

おそらく助産師さんたちは誰もが，「いつでも相談においで」という「気持ち」をもって退院させてくださっていますよね？　でも，出産を終えた夫婦にはその「気持ち」が伝わっていないことが多いのです。これこそ，「両親」学級で伝えてほしいことです。なぜなら，父親がそのことを知っておく意義が大きいからです。

父親がもつ可能性

父親は家事や育児の戦力にならないことが多い……のは認めます。特に私は，これに対する反論を一切もっていません（笑）。

ですが，父親のサバイバル本能とでもいうのか，母親が気づかないことに気づくことが稀にあるんですね。きっと，普段から妻の微妙な声のトーンに敏感になっているからだと思います（イライラの度合いを測らなければいけないので）。子どもや妻の体調の変化に夫が最初に気づいた，という例をいくつも聞いたことがあります。

その時に，産後の疲れでいっぱいいっぱいの妻よりも，夫のほうが冷静に「どこに相談したら確実かな？」と思いをめぐらし，「産院に聞いてみようか？」と考える可能性があります。この可能性に賭けたいんです。両親学級を受講するお父さんたち，ぼ〜っとしているようで，意外と真面目に聞いてるんですね。

私の両親学級を受講したご夫婦の，特に父親のほうから，私はよく連絡を受けます。「妻がマタニティブルーかもしれないんですが，どうしたらいいですか？」「妻がうつっぽいのですが，どこに相談したらいいですか？」。両親学級の講師に電話（メール）してみようと夫が思い当たるのに，産院に先に相談しようと思い当たらないのが不思議でなりません。

父親にとってマタニティ期の情報収集源は限られていますから，それを無駄にしたくないんです。両親学級の主催が産院の場合は，産前産後にかかわらず困ったら連絡してくるように，ハッキリ伝えてほしいのです。それを知っているだけで，子育ての不安はかなり軽減するはずです。

🐤 「うまい‼」と唸ったキャッチフレーズ

冒頭の両親学級キャッチフレーズの質問ですが，過去に一度，自治体がつくり「うまい‼」と思わされたものがありました。

出産と子育てを「素晴らしい」思い出にしたいですか？
「たいへんな」思い出にしたいですか？
一緒に考えてみましょう！

キャッチフレーズの時点で受講者に委ねるという手法です。こうなってくると，受講者がつくる両親学級というニュアンスが出てきて，がぜん面白味が増してきますよね。講師を務めた私にも相当なプレッシャーがかかりましたけどね。

3 両親学級を参加者全員でつくりあげる

「父親にとって1人の時間は必要ですか？」
——両親学級に参加している父親からこのような質問が出たら，現場の皆さん方はどう答えますか？

　本章では，両親学級を男女混合で行なう難しさと，参加者間での意見交換を有意義なものにするポイントについてお話したいと思います。そこでまず，上記の問いかけです。

　おそらく模範解答としては，「父親にも1人の時間があっていいと思う。でも，母親にはほとんど1人の時間がないのだから，母親が1人になれる時間をつくってあげることも必要だね」という感じでしょうか。

　女性からの質問だったら，これで成立するかもしれません。ですが，この答えで納得してくれる男性は，おそらくほとんどいません。男の私が言うんだから間違いないです（笑）。

　模範解答なのになぜ納得できないのでしょうか。それは，模範解答なんて世の父親は端から知っているからです。ですから，その質問をしてくれるということは，模範解答ではなく，心から納得できる答えを知りたいんですよね。

意見交換スタート！

　上の質問は，私の講座の中で実際にあったものです。都内の助産院が子育て中の夫婦対象に行なった両親学級講座でした。質問者は，すでに

子育て経験のある父親。家事育児をすることがどれだけたいへんかもわかっていますし、妻がその大部分を担ってくれていることも理解しています。自分だけの時間なんてものを確保するような余裕はわが家にはなさそうだ。それでもやはり、自分の「1人の時間」がほしい。

早速、受講者間で意見交換を始めます。

ある女性がこうアドバイスしました。

「家族全員でできる趣味や、アウトドアでできることを探してみたらいいのでは？」

質問者は答えました。

「1人になりたいんです。本を読んだり、楽器を演奏したりしたいんです」

別の女性がアドバイスしました。

「先に奥さんに1人の時間をつくってあげて、その見返りにあなたも1人の時間をもらうというのはどう？」

質問者は言います。

「方法論を知りたいわけじゃないんです。そう『思うこと』が悪いことなんじゃないかという気がするので、普段妻に言えないでいるんです」

また別の女性が言います。

「でも、母親たちは悪いことかどうかも考える余裕がないくらい、自分の時間を犠牲にしてますよ？」

これで完全に話はもとに戻ってしまいました。質問者の男性がスッキリするわけはありませんよね。

男女混合の両親学級でディスカッションする難しさ

私の講座は、よっぽどのことがない限り夫婦での受講をお願いしています。この、「夫婦が同席する」、そして、「男女混合している」という状態が、講座を運営するうえでとても重要なんです。そのよさは第4章でゆっくり述べるとして、先に、男女混合することの難しさを語らせてください。

よくある「夫婦の会話の失敗例」を想像してみてください。大事なことを決めようと思って話し始めたのに、なんらかの事柄についてお互い

一歩も譲らず，次第にどちらがたいへんか（外で働くほうと子育てを担うほう）を言い合い，または重大なことを言った・言わないの水掛け論になり，物別れになり……しばらく口をきかない。一度くらいはありますよね，こういうこと。

これと同じ現象が，両親学級の失敗経験談によくあります。女性側と男性側から「男は全然わかってない。察しが足りない」「男だってたいへんなんだ。今日だって本当は家でゆっくりしたかったのに」という声が上がり，場の雰囲気が最悪になってしまう。

一方的な講義をするのであればこんな事態は招かないのでしょうが，私のようにディスカッション（意見交換）をメインにしている講座であれば，意見交換によって険悪なムードになってしまうリスクはつきものです。

父親が本当に聞きたかったこと

先の男性は，何を聞きたかったのでしょうか？　本当に「1 人の時間の必要性の有無」を知ることが目的だったのでしょうか。意見交換の流れをご覧いただいてわかるように，アドバイスをしてくれている女性参加者たちと質問者の男性とのやりとりは，まったくかみ合っていないですよね。

同性のみの講座ではこんなことは起こらないんです。それなのに，男女混合で意見交換すると，なぜこうなってしまうのか。それは，**言葉の「定義」が違うから**です。

「定義の確認」が大切

両親学級を運営していく中で，参加者間の「定義の違い」を埋めていくことは，とても大切です。今回の例で具体的にいうと，「1 人の時間」とは何を指すのかが，男女で異なるんです。定義は違えど言葉は共通なので，意見のすれ違いに気づかない。

よく，男性は解決策を求め，女性は共感を求める，といわれますが，

解決策と共感って相容れないものではなくて，

✿ **男性は，解決することで共感を得る**

✿ **女性は，共感してもらえると解決する**

というように順序が逆なだけだと思うんです。

　つまり，男性にとっても共感は必要なんですが，それには先に心がスッキリしている必要があるんです。それが「定義の確認」という作業です。「1人の時間」って，こういうものが含まれて，それ以外は含まれないという考え方でいいよね？という前提を全員でつくると，あっという間に悩みが消えてしまうことが起こります。

　先の質問者が，言葉にできないけど心の奥で感じていたことは，「自分と妻との間で『1人の時間』の定義が違うんじゃないか？」という不安でした。ですから，この意見交換の中で大事なのは，彼がどうやって1人の時間を確保するか（または諦めるか）ではなく，「1人の時間」の定義を参加者全員ですり合わせることです。

参加者への問いかけを工夫する

　そこで，意見交換の内容に少し手を加えました。

　「1人の時間があったら，母親（この日の受講者の女性たち）は，何をしたいですか？」

　全体での意見交換ではなく，女性だけに聞いてみることにしました。

　母親にとっての「1人の時間」はさまざまな意見が出ましたが，男性参加者の多くが驚いたのが「働きたい」という答えでした。男性にとって，働くことが自分の時間であるという認識はあまりないものですが，子育て中の母親から言わせると，「働くこと」は，外で好きなことをしているんだからそれは「1人の時間」だというわけです。

　さらに，「通勤時間は，1人の時間ですか？」という質問では，参加者の女性全員が首を縦に振りました。この質問をすることで即解決するとは予期していませんでしたが，結果的に先の男性は，自分と女性たちの考える「1人の時間」との違いが見えたため，迷いが晴れ，納得してくれました。

個人の疑問に耳を傾けよう！

　ほかの父親，母親がどう考えているかを知ることができるのが両親学級のよさだ，といわれますが，これは実はとても難しいことなんですよね。同じ空間に集められて漫然と時間を過ごしても，ほかの参加者の考えや家庭での実態を知ることなんてできません。

　難しさを物語る事例を1つ。自治体主催の両親学級のプログラムに多いのですが，父親に「イクメン宣言をさせる」というのをよく耳にします。受講した男性がいかにしてこれから「イクメン」になるのか，参加者全員の前で発表をさせるというものです。「毎週末料理をします！」「オムツ替えを率先してやります！」「沐浴は必ずやります！」「育休を2週間取ります！」など，これから何を頑張るのかを宣誓する……，よく営業マンが朝礼で「本日の営業目標，新規2件獲得！」などと言わされるのに似た，とても男性的な発想です。

　これが「他の父親がどう考えているかを知る」という名目で行なわれていることは明らかで，しかもこれをやると簡単に時間を稼げるし，本人も妻もなんとなく「やった感」があるし，何より主催者（講師）が「参加者の意識を変えた！」という達成感を得られるので便利なコーナーなのですが，これが結局何の役にも立たないという。

　偉そうなことを言ってすみません。私も7年間で500回以上両親学級ワークショップをやってきて，さまざまな失敗を経験してきました。講師を始めたばかりの頃，よくこの手を使っていたんです。だから，両親学級講師がこれをやりたくなっちゃう気持ちもわかりますし，自分自身の経験から，役に立たないことも痛感しているんです。

　結局，その場で言わされることなんて，本人は言ったそばから忘れちゃうんです。その結果，あとになって「自分で言ったくせに家に帰ったら何もやらない」という，妻の失望感を募らせるだけなんです。

　なぜそんなことが起こるのか。それは父親が両親学級をそつなくやり過ごしたいからです。その場で「オレは仕事で忙しいから家事はできないと思います」なんて言えるわけないですもんね。会社の朝礼で「今日

はお腹が緩いので飛び込み営業は難しいです」なんて言えないじゃないですか。宣誓なんて，そんなもんです。

両親学級で意見交換をするのであれば，個人の発表に重点を置くのではなく，個人の疑問に耳を傾けるべきなんです。発表は自宅でもできます。疑問の解消は自宅ではできません。

質問の真の意図を考えるレッスン

ある時の両親学級で，事前に参加者（子育て中の女性）からこんな質問がありました。

「つい，イライラを夫に思い切りぶつけてしまうのですが，皆さんはどうしようもないイライラに対して，夫にあたる以外に，何かよい発散方法をもっていますか？」

現場の皆さん，このようなリクエストがあったら，どう扱いますか？ちょっと考えてみていただけますか。

まずは，先の「1人の時間」の時と同じように，質問者が何を尋ねたいのかを検討しないといけないんですよね。言葉に惑わされちゃダメですよ。この女性は「発散方法」を知りたいわけじゃないんですから。彼女のベストな発散方法なんて彼女にしかわからない……ということは本人も承知のうえなんです。そこへ寄ってたかって，カラオケ行けば？話し合えば？甘いもの食べれば？旅行すれば？なんて言ったところで，彼女の心を動かすことはできないですよね。

念のため，彼女に「発散方法を知りたいわけじゃないんですよね？」と確認をしましたので間違いないです。彼女は，「なんて表現したらいいかわからなかった」ので，このように聞いてくれただけであって，やはり本題はそこではありませんでした。

では，彼女が本当に知りたいことはなんでしょうか？ これは本章の宿題にしましょう。ぜひ皆さん考えてみてください。ちなみに，答えは1つではないので，この題材をもとに，いくつも例題をつくることがで

きます。ぜひ院内でシェアしてみてください。

　参加者から出てきた疑問を参加者で話し合って，それぞれもち帰る。これをやるようになって，ある産院では実際に，経産婦さんが「前の妊娠の時に両親学級に出たから今回は（出なくて）いいです」ということが減ったんですよ。

4 男性限定講座(父親学級)と夫婦同伴講座(両親学級)

　「シングルマザーですが,両親学級に参加してもいいでしょうか？」
——自分が担当している妊婦さんからこのような質問が出たら,現場の皆さんはどう答えますか？

これから父親学級,または両親学級を設置したいと考えている施設では,この質問が出た時にどう対処するかを考えたうえで,方向性を決めてもいいのではないかと思います。前章で,「男女が同席する講座は難しい」と話しました。本章では,それでも私が男女同席(夫婦受講)にこだわる理由を話していきますね。

男性限定講座に対する誤解

本題に入る前にまずは,男性限定講座のことを話しましょう。私は自分の講座を長らく「アイナロハの父親学級」と銘打っていたため,イメージとして「男性に情報を発信する講師」と思われやすく,よく自治体などから「男性向けの講座」を依頼されることがあります。

子育てに関する情報が少ない男性に限定して講座をしたいという気持ちは,わかります。ですが,特に自治体からの依頼には「男性向けの講座」への誤解というのがよくあります。これは助産師の皆さんにもぜひ知っておいていただきたいので,以下に紹介しますね。

① パパたちもパパ友をつくりたい？

　主催者さんから，パパ友やパパサークルをつくる流れにもっていってほしい，というリクエストを受けることがよくあります。しかし，正直なところ，パパ友をつくりたいパパたちがさほどいるとは思えません。パパたちは純粋に情報収集に来ているか，または妻から強引に送り込まれたかのどちらかであることがほとんどで，主催者が誘導してパパ友をつくることほど無神経なことはないと思われます。そういったつながりがほしい男性は，何もしなくてもほかの参加者に声をかけるものです。

② 男性限定講座の目的は「グチ大会」？

　「男性も家事育児に対するグチを言う機会がほしいと思うんです」という開催動機はよく聞きます。確かに，グチ大会と化す男性限定講座も存在するようです。ですが，それは失敗と言わざるをえません。男性が子育てや夫婦関係に前向きになることが前提であって，毒を出してスッキリしただけではなんの進歩もありません。また，「毒を吐く」ことを目的に開催された場合，そうと知らずに参加した前向きな男性を負の世界に巻き込むことも考えられます。

③ 講座後は飲み会で情報交換？

　もっとも多いのがこの類です。「講座後に親睦会を（近所の居酒屋で）やりますので，渡辺さんもぜひ時間の許す限り……」と，よく誘われます。意識の低い主催者さんに限って，これを「野外勉強会」とか「課外授業」などと名づけて正当化していますが，男性だけで講座を受講した締めに家族そっちのけで飲みに行く意義はなんでしょうか。

　以上３点が，よくある誤解です。私が男性限定講座の依頼を受けても極力夫婦での受講にするよう主催者を説得するのは，これらのいずれかの思惑をもつ主催者さんが多いからです。
　もちろん，男性限定講座すべてがよくないわけではありません。私がレギュラーで講師をしている埼玉県富士見市の恵愛病院では，お産数が

全国でもトップクラスに多いため夫婦同伴での受講ではスペースが足りず，男性のみの講座にしています。担当者も「グチ大会にならないようにしてください」と事前におっしゃっていました。グチ大会になってしまうと，結果的に産院の評判にも直結してしまいますもんね。

④ 男性はお勉強好き？

また，講座の依頼時によく尋ねられる質問に，「男性は，お勉強っぽい感じのほうが好きなんでしょうか？」というものがあります。男性は気持ちのシェアリングのような内容よりも，知識を吸収することのほうがなじみやすいと思われているんでしょう。これについては，読者の皆さんはどう思われますか？

もしかしたら助産師さんは学生時代ほとんど男性のいない学校で学んできたことから，大人の男性が講義を受ける姿が想像しづらいかもしれませんが，私のような男女ほぼ同数の学部で学生時代を過ごした人間には容易に想像がつきます。授業中寝ているのはほとんどが男子学生でした。寝ていた私が言うんだから，間違いありません（笑）。

男性はよくも悪くも切り替えが早いんです。興味がない，または自分がやらなくても大丈夫だと思ったら，途端に耳に入らなくなる傾向があります。単位のかかった大学の授業でさえもそうなるんですから，両親学級なんてなおさらです。講義だけで講座をもたせるには，相当の話術が必要です。

両親学級は夫婦の対話の練習の場！

では，本題に入ります。私の講座は基本的に夫婦（カップル）で受講してもらいます。目玉は男性チームと女性チームに分かれての意見交換です。

そんな中でよく，講座受講後に，女性から「うちの夫がいい夫だったと気づきました〜」という感想をいただきます。ほかの受講者男性の意見を聞き，今までは気が利かない男だと思っていたわが夫が実は意外と

頑張っていることがわかった，というわけです。女性はパートナーに対して相対的な評価をするといわれますよね。講座でも，ほかの受講者の男性を観察しながら，自分の夫の偏差値（仕上がり具合）を確認しているのでしょうか（笑）。

一方，男性は絶対評価をすることが多いといわれます。しかも，パートナーではなく自分に対して。よく「父親学級に行くと家事・育児をさせられそうでいやだ」「自分のどこが悪いとか指摘されそうでいやだ」という人がいますが，ほかの父親と比較して家事参画の少なさを咎められるという発想ではなく，「自分自身の是非が問われるのでは？」という，まさに絶対評価の発想です。「意見交換とか好きじゃないから行きたくない」という男性は多いですが，これは他者とのかかわりがいやというよりは，自分のことをオープンにしたくないと思うからなんですね。「仕事以外の話ができない人」と思われたくない。そんな気持ちを多くの男性がもっています。

だからこそ，両親学級という場を最大限利用して，夫婦のことや子育てのことを，夫婦でどう話したらいいのか練習をしたいんです。子どもができるまでは，なんとなくお互い言いたいことがあっても我慢できたりします。それが，子どもが生まれて3人以上の社会になると，お金や時間，空間の使い方が変わり，「我慢」をシェアしていかないと，全員が快適に過ごすことができなくなりますよね。その感覚を身につけられるチャンスが，現代にはあまりないんです。

私は，自分の講座のコンセプトを，**「夫婦の対話の練習としての両親学級」** と考えています。講座では必ず「今夜は夫婦会議をしてください」という宿題を出します。講座自体は夫婦会議の準備運動であって，帰宅後にそれを実践して初めて，講座が生きてくると思っています。

「大事な話」をシェアできるのが夫婦会議

ここまで読んでいただいて気づいた方もいると思いますが，私の講座では産前産後の知識や家事の分担方法はあまり出てきません。知識につ

いては，助産師や医師の皆さんにはかないませんから下手な情報提供はできませんし，家事や育児については各家庭のライフスタイルが異なるので，細かな部分での介入は無意味です。むしろ，それらを夫婦2人でいつでも話し合えるような土台をつくっておくことが必要なんです。

この「いつでも話し合える」土台とは，「うちの夫婦は会話が多いんです」ということとは関係ありません。会話が多い夫婦が必ずしも「大事な話」をシェアしているとは限りませんし，メールでのやりとりも会話だと思っている夫婦は意外と多いです。育児雑誌をよく読んでいるプレパパが，その内容については妻とまったくシェアしていないこともよくありますし，妻が読んでほしいと思っている記事と夫が興味をもっている記事が一致していないことなんて珍しくありません。

「大事な話」をシェアできる機会が，夫婦会議です。そのやり方がわからない夫婦が多いから，両親学級で練習するんです。私が両親学級への夫婦受講を勧めている理由がそれで，夫婦会議ってこうするのか，という感覚を夫婦でつかんでほしいんです。同じ空間で受講することで，それが可能になるんですね。

もちろん，「夫婦会議の準備運動」はあくまでも私のスタイルですから，現場の助産師さんたちは，知識や実技の習得，家事の分担について講義することを追求するなど，所属する施設の考えに沿って組み立ててくださいね。大切なのは，夫婦2人そろって受講するという貴重な時間を絶対に無駄にしないことと，両親学級の時間だけやり過ごせばいいというような応用の利かない内容にしないことです。

両親学級に正解はない

最後に，冒頭の質問「シングルマザーですが，両親学級に参加してもいいでしょうか？」という問いについて考えてみましょう。皆さんの施設では，このような時，どうしますか？　私は過去に2回そのような状況になったことがあり，どちらも予約段階での質問だったので，主催者さんから事前に相談を受けています。私の意見としては，もちろん

「構いません」。

　では，主催者さんはどう考えたでしょうか。1回は産婦人科でのレギュラー講座，1回はNPO団体主催の単発講座です。どちらも，おそらく相当悩んだことと思います。その証拠に，私が「構いません」と答えたものの，結果的に主催者さんはどちらも，受講させないという結論に達しています。

　理由は，ほかの受講者から「あの人は何で母親だけで来たんだろうね？」という好奇の目で見られてしまうかもしれないから（私の講座が「アイナロハの父親学級」という名前であったことも大いに関係しています）。そしてご本人が，シングルである自分を責めてしまうのではないかというおそれ。これらを考慮したうえで，それとなく受講しない方向にもっていったそうです。私は，この判断が間違っているとは思いません。直接ご本人とやりとりしている主催者さんのほうが，状況をよくわかっているわけですから。

　ただ，悔しいとは思います。本章で紹介したように，私の両親学級は，夫婦のコミュニケーションについて見直すのが一義なので，シングル対応が難しいんです。これが，今の私の限界です。もしも実技や知識に特化した講座内容だったら，この人を断る理由はありません。受講者やスタイルを絞ってより深いプログラムにするか，間口を広くとって一般的な内容にするか。両親学級の究極形態がつくれないのは，助産師さんがこんなふうに親身になって葛藤してくれるからこそだと思います。

　いつか助産師さんとともに，シングル・カップル関係なく受講できるようなプログラムをつくれないものかと思っています。テーマは，「妊娠から始まる，上手な頼り方」なんてどうでしょうか？

5 どうやって両親学級に集客するのか

「夫が両親学級に来たがらないんですけど,どうしたら連れてこられますか?」
——自分が担当している妊婦さんからこのような質問が出たら,現場の皆さん方は,どう答えますか? 何かよいアイデアはありますか?

現場での課題の1点目は,男性をどのように集めるか,というところにありますよね。私の講座を受講してくださる夫婦も,同じような状況を乗り越えてくることが少なくないようです。よく聞く解決策が,「私の本を夫に読んでもらったら夫が首を縦に振った」とか「私のブログを読ませた」という話です。ほかには,講師が男性だから,という誘い文句も効果的だそうです。

ただし,それは私が講師だからできる話。助産師さんが行なう学級では難しいですよね。本章では,両親学級の「集客」についてお話したいと思います。

集客の失敗例と成功例

賛否はありますが,うまいなあ……と思ったのが,「立ち会い出産をする場合は,両親学級の受講が必須」としている産院です。立ち会いたいから受講するという男性が少なからずいるわけですから,効果抜群ですよね。私の講座の場合,自治体主催だと集客に苦戦することが多いので,このくらいの強制力をもって集客してくれないものかと思うことが

よくあります（児童手当を受給する場合は受講必須など）。

　ほかには，両親学級に何か特別な企画を追加して興味を引く，「お得感で引きつける」のも効果があります。私の知る限りでは，カメラマンを講師に呼んで，上手な子ども写真やマタニティ写真の撮り方講座をしたり，ベビーカーや抱っこひもの選び方をレクチャーするという講座を呼び水に，両親学級に誘導する例があります。

調理実習，フタを開ければクレームだらけ

　こういう話になると，よく出てくるのが「調理実習」で誘導するという案です。実際に，多くの産院や自治体でプレパパ・父親向け調理実習講座を実施していますよね。男性の受けは上々のようで，満足度もわりと高いことが多いと聞きます。ただし，賛否あることは間違いありません。というのも，父親に満足してもらうのはいいとして，そのパートナーの満足度はどうなのか，という点も大事だからです。

　かつて，都内のある産院にて毎月レギュラーで父親学級講師をしていたことがありました。ある時から，通常の父親学級とは別日程で，実践編という名目で調理実習が加わることになりました。産前産後の妻につくってあげたい料理のレシピを，産院の料理長が直々にレクチャーするというものです。私の講座と同様，事前予約が必要な講座ですが，さすがに毎月 20 名程度の集客は苦戦するんじゃないかと思っていたところ……なんと，開始初月からあっという間に予約が埋まり，毎月私の講座よりも早く定員に達するという状況。いよいよ調理実習の時代がやってきたか，と思っていました。

　しかし，わずか 4 か月で「調理実習」が閉講となってしまいました。大人気だったので意外に思い，学級担当の方に聞いてみたところ，クレーム件数が非常に多く，閉講を余儀なくされたそうです。そのクレームとはいったい……？

① 「夫が覚えてきた献立を毎週末つくるので，いい加減飽きた（レパートリーが少なすぎる）」という妻からのクレーム

② 「夫が高級な調味料を買い揃えるようになり，普段使わないものばかりなので調理実習の中でむやみに紹介しないでほしい」という妻からのクレーム

③ 「家でも料理をつくってくれるのはありがたいが，片づけまでしてくれない，またはテキトーな片づけしかしないので仕事が増える」という妻からのクレーム

いずれも「受講者の妻」からのクレームで，③ に至っては，「調理器具の片づけ方まで指導してもらえないと片手落ちだ」とまで言われたとか。そのことを料理長に伝えたところ，へそを曲げてしまい，実習自体が継続できなくなったのだそうです。これはクレームがそろった模範的な（？）例ですが，① 〜③ の内容は，各地の調理実習でも少なからず耳にする話です。調理実習の満足度を握っているのは妻だと思って間違いないと思います。

ここが，集客の難しいところです。男性を必死に呼び込んだところで，満足度は女性の手中にある。そして，インターネットで「●●産婦人科　両親学級　評判」と検索すれば簡単に情報が得られる時代ですから，現代のプレママたちは熱心にそういった前情報を調べています。どこの産院も両親学級で収益を得ようとしているわけではないと思いますので，オプションサービスで評判が悪いものをわざわざ続ける意義はないですもんね。

家事分担よりも，負担の減らし方を考える

余談ですが，「家事分担講座」というのも，タイトルのキャッチーさのわりには事後の満足度が低いことがあるようです。第3章で「イクメン宣言をさせるプログラム」について話しましたが，それと同様，多くの父親が「これからはこの家事とこの家事は僕がやります！」ととりあえず分担を決めるものの，講座後しばらくすると忘れたり忙しくなったりして，いずれ妻の負担が増える，ということになるようです。

子どもが生まれてからも分担がうまくできている夫婦は，家事の分担をあらかじめ決めているわけではなく，「子どもが生まれたらできなく

なる家事」について話し合っているようです。例えば，風呂掃除は今まで毎日やっていたけど週1回にしようとか，買い物は宅配食材を頼んで買い出しに行く回数を減らそう，というようなやり方です。

　そうやって家事負担を減らすことは，分担するよりも効果的という声が多いです。わざわざ家事をすべて洗い出して夫婦で徹底的に分担を決めるようなことをすると，「育児が増えたから家事の手を抜く」という応用が利かなくなり，しんどくなってしまうようです。

夫の「やったことがある」を増やす

　陥りやすい失敗例ばかり並べたので，次に成功パターンを紹介します。

　かつて，企画段階からかかわった子育てイベントがありました。埼玉県内の子育て支援センターを借りて，主に妊娠中の夫婦を対象に行なった両親学級です。

　男性クラスと女性クラスに分けて同時進行で講座をするという手法も面白かったのですが，ひときわ歓声が上がったのが，男性向けのオムツ替え講習でした。

　赤ちゃんの人形にオムツをつけたり外したりというだけのものではありません。赤ちゃん人形のお尻に「疑似ウンチ」がついていて，それを拭いてきれいにしてから新しいオムツをつける（もちろん汚れたオムツは自分で処理する）という実践的なオムツ替えです。

　よく「うちの旦那はウンチのオムツ替えはしてくれない」という話がありますよね。そういう方の話を詳しく聞くと，ウンチのオムツ替えをしない父親は，おおむね「一度もウンチオムツを処理したことがない」ようです。つまり，「やったことがないからやらない」という。そうであれば，一度経験しておけば本番にも対応できるだろうというのがこの講座の狙いです。もちろん集客用のポスターに「オムツ替えにもチャレンジ！」と書いておきました。

　これもやはり，講座後にくり返し使える技術を習得できた，という意味で好評でした。**両親学級のキモは，終わったあとに生きるかどうかに尽きる**ように思います。

集客のカギは助産師さんの声かけ

　では次に，産院ができる「集客の工夫」についても考えてみましょう。大きな病院やクリニックのように一定規模の妊婦さんがいる場合は，毎月開催のようにすることもできるでしょうが，小規模の産院だとなかなか参加人数が確保できずに，集客にある程度注力しないといけないこともあるでしょう。

　私の経験で感じることですが，まず，産院（助産院を含む）については，集客のカギは助産師さんが握っていると思います。口コミよりも効果が高いのが，助産師さんの口添えです。集客に成功している産院は，助産師さんから妊婦さんへの「両親学級に申し込んだ？」という声かけがあるんです。もちろん，その質問の奥には普段からのコミュニケーションがあるわけで，妊婦さんの悩みの根底に夫婦関係や子育ての不安がある場合は，両親学級受講を勧めることが効果的だと思ってくださっているんだと思います。

　私がレギュラーで講師を務めている埼玉県所沢市の松田母子クリニックでは，月2回の講座が毎回ほぼ定員に達するのですが，受講動機のほとんどが「助産師外来で勧められたから」です。助産師さんが妊婦さんのニーズを掘り起こす好例です。また，かつてレギュラー講師をさせていただいていた助産院では，妊婦健診の際に院長の助産師さん自ら，プレパパたちに受講するよう話をしてくださっていました。ここは妊婦健診の夫同伴率が非常に高く，両親学級開催も平日の午前中にもかかわらず，毎月プレパパたちが集まってくれていました。こちらは，助産師さんがプレパパに直接アプローチする模範例ですよね。

　一方で，集客に苦労する産院はいずれも，ポスター掲示やWebサイト掲載に留まり，助産師さんからの声かけが少ないようです。よく「受講料1000円と受講料無料だったら，無料のほうが集客できますか？」と尋ねられることがありますが，これは無関係です。来る人は1000円でも2000円でも来ます。来ない人は無料でも来ません。むしろ，無料の場合はキャンセルに対するハードルも低いので，当日キャンセルが多

くなる傾向があります。

　助産師さんの声かけに勝るものはない，というのが私の経験からいえることです。

夫を連れてこられた成功例

　さて，冒頭の「夫が両親学級に来たがらないんですけど，どうしたら連れてこられますか？」についてです。

　私がこれまで聞いた成功例でもっとも多かったのは，「妊婦健診だから一緒に来て」と誘って，さりげなく両親学級会場に誘導する，というものです。そんなので大丈夫？と思うかもしれませんが，この誘い文句で夫が怒って帰ってしまった，という話はまだ聞いたことがありません。案ずるより産むが易し。両親学級も然り，でしょうか。

6 両親学級のための
ちょっとした工夫

「両親学級って，どんなことをするんですか？」
——本章も，自分が担当している妊婦さんからの質問だと思って考えてみてください。すでに両親学級を実施している皆さん方，「一言で」答えてみてください。

前章で両親学級の受講をしぶる男性を呼び込むためには，助産師さんからの声かけが効果的，という話をしました。本章はその続きです。

🐥 チラシ制作は難しいけど必須のスキル！

さて，プログラムも決まり，助産師さんも積極的に声かけをしてくださる——という前提で（都合よすぎですか？），次に現場の皆さんが苦戦されているのは，やはりチラシ（ポスター）制作です。産院の場合は，院内に掲示することが多いですよね。自治体やNPO団体などはチラシを作成して何かのイベントで配布したり，保健センターに設置したりします。

よく院内に「クラス開催スケジュール」のようなかたちで，母親学級が何曜日，両親学級が何曜日，ヨガクラスが何曜日で，ファーストサインが何曜日というような一覧のみを掲載していることがあります。ですが，ここに両親学級という文字が書かれているから認知はされているだろう，と思ってはいけません。

スケジュール表を見て両親学級を受けようと思ってもらえたら，そん

なにラクなことはありませんよね。集客が順調な産院では，両親学級だけを紹介するためのポスターを掲示しているものです（もちろん，そのほかのクラスも同様に）。

「両親学級」は専門用語と心得よ！

両親学級（父親学級）という言葉は専門用語だと思うべきです。そこで何をやっているか，多くの夫婦が知りません。

どのくらいの時間で，どんなことを勉強できて，どんな人がレクチャーするのか（助産師なのか，医師なのか，栄養士なのか）ということくらいはアナウンスしておくべきです。なぜそこまでしなければいけないかというと，多くの家庭で，「妊婦さん」が「両親学級というものがあるらしい」という情報を得て「パートナー」を誘う，という流れになっており，誘った場合に必ずパートナーから「で，そこで何すんの？」と聞かれるからです。

「両親学級っていうのがあるから受けようよ」だけでは，パートナーの納得を引き出しづらいんです。まずは妊婦さんがクラスのイメージをもち，それをパートナーに伝えられる程度の情報は必要です。

成功例 ① ──対象者を明確に

成功例をご紹介しましょう。

千葉県習志野市で，男女共同参画センターさん主催の講座を 2015，2016 年と 2 年連続で担当させていただきました。2015 年の講座の際には，開催約 1 か月前からチラシ配布や広報掲載などの告知を始めたものの，当初はさっぱり集客できなかったようです。そこで，告知開始後間もなく，私のもとに「チラシをつくり直したので，校正をお願いしたい」という依頼がありました。以前のものより講座概要の記載に強弱がつき，タイトルも字を大きくして見やすくしてありました。

チラシ差し替え後間もなくして一気に定員に達し，「増席してもいいですか？」という連絡がありました。見せ方を変えることで注目度が上

6　両親学級のためのちょっとした工夫

がったようです。

　そして翌年，前回のチラシを踏襲して2016年度版を作成し，配布。予約受付開始日にまたたく間に定員に達し，その日のうちに10名分以上増席する旨の連絡がありました。そのチラシが，以下です。

　一見，普通のチラシのように見えるかもしれませんが，視覚に訴え心をつかむのに，とても参考になるレイアウトです。

　まずタイトルの文字が目を引きますし，講師紹介が枠取りしてあります。「日時」「場所」などの小見出しが白抜き文字にしてあり，要所が大きな文字で書かれています。なかでも「うまい！」と思ったのが，最上段に「これからパパ・ママになる方へ＆子育て中のパパ・ママへ」と，「対象者」を書いている点です。目線の動きは左上から始まりますので，ここは絶対に見る場所です。そこに自分のこと（対象者）が書かれていると，思わず全部読んでしまいたくなります。

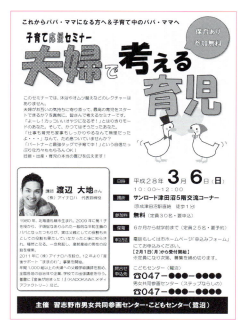

成功例①

成功例 ② ――心理的なハードルを下げる

　次も非常に反響の大きかったチラシです。東京都日野市のNPO法人「子どもへのまなざし」さん主催の講座チラシです。私のブログやFacebookにこのチラシの画像を掲載したところ，多くの方から「新しい！」という声をいただきました。

　おわかりでしょうか。「これは，イクメン講座じゃありません。」の見出しについてです。

　実は，プレパパママ講座や子育て講座は，「夫をイクメンにするための講座」なんじゃないかと怯えている男性が少なからずいます。家事や育児のやり方を教え込まれて，即実践することを義務づけられるんじゃないかと。または，沐浴とオムツ替えだけできればいいという自分勝手な父親にされてしまうことを危惧する妊婦さんも少なからずいます。

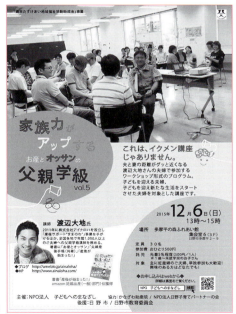

成功例②

そこであえて,「イクメン講座じゃありません。」と謳うことで,男性は受講しやすく,女性はパートナーを誘いやすくなるんです。

受講者の心理的なハードルを下げることができるというのは,受講者のニーズを知っているということです。これができるようになると,集客もできて,プログラムも本質を外すことがなくなり,受講者の満足度も高くなりますよね。

失敗例──掲載情報の取捨選択がイマイチ

一方,こちらは,集客に非常に苦戦したポスターの例です。

実際に使われたポスターを忠実に再現してみました。これまで話してきたことを参考に,このポスターでどうして集客できなかったのかを予想してみていただけますか。

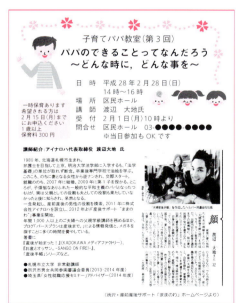

失敗例

① 対象者が書かれていない

これは致命的です。実はこの講座は、「妊娠中の夫婦」を対象としたワークショップでした。ですが、それが明示されず、タイトルも「パパのできることってなんだろう」となっているので、当日わずかに集まってくれた受講者は全員、子育て中の父親が単身での参加でした。

私は「妊娠中の夫婦」が来ると聞かされてプログラムを考えていましたので、当然、修正の必要が生じました。

② ワークショップの内容に触れられていない

それどころか、ワークショップ（意見交換など）をします、とも書いてありませんので、ただ話を聞いて帰るつもりだった受講者は、受付後にグループ分けして座らされることに面食らってしまいました。

③ 講師紹介にスペースを割きすぎ

ハッキリ言って、受講者はそこまで熱心に講師のプロフィールなど読みませんよね。しかも新聞記事まで貼りつけてあり情報量が多すぎて、読む人を疲れさせてしまいます。ここまで情報をびっしり詰め込むくらいなら、イラストを入れたほうがまだマシです。

そのほか、会場の住所が明記されていない、主催者が誰だかわからないなどツッコミどころ満載で、いずれにしてもこの講座の集客は失敗に終わりました。

今話してきたようなことは、必ずしもチラシ作成だけに限った話ではありません。両親学級を受けたことがない夫婦が両親学級に対してどんなイメージをもっているのか、または両親学級なんてそもそも眼中にないのか、私たちは注意して観察しておく必要があるということです。

両親学級を演出する工夫

　チラシについて書いたところで、両親学級を演出する工夫もいくつか紹介しますね。

　両親学級受講の際に、母子健康手帳の「母親学級の受講記録」欄にスタンプを押しますよね。その時に受講者とのコミュニケーションがはかれます。

　私が初めてレギュラーを任せていただいた埼玉県所沢市の松田母子クリニックでは、講座名を「パパニティ・クラス」と呼んでおり、スタンプも「パパニティ・クラス」と印字されます。これを母子手帳に押印しながら「このページにパパニティ・クラスなんてスタンプを押してあるのは珍しいですから、みんなに自慢してくださいね」というと、プレパパたちはまんざらでもない顔でニッコリしてくれます。

　同じく松田母子クリニックでは、各講座受講時に必ず名札をつけることになっています。写真にあるように、出産予定日と自分の名前を書くんです。

　この時に、夫婦そろって受け付けしてもらい、そのまま名札を記入するので、名札の紙は2人分置いておくのですが、私はペンを1本しか用意しません。

　イメージしてみてください。ご夫婦が受付にやって来ました。母子手帳や受講料を出すのはたいてい妊婦さんのほうです。そのやりとりをし

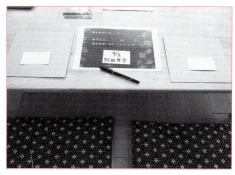

講座受講時につくる名札

ている間に，「名札をつくっていただくので，じゃ，お父さん，先にどうぞ」とプレパパに記名を勧めます。

　その時にどんなことが起こるでしょうか？

✿「……予定日っていつだっけ？」「え？　今さら？　忘れないでよ！」
　という小さな言い争い
✿誤って，自分の子どもの名前（まだ生まれていないので，命名予定
　の名前）を書いちゃうプレパパ
✿当然のごとく妻が夫の分の名札も書く風景
　──いろいろな夫婦関係が見られます。こうやって，このパパは意見交換も積極的にやってくれそうだなとか，シャイな感じかなとか，妻のほうが強い人が多いなとか，和やかな夫婦が多い・緊張感のある夫婦が多いなとか，そういったところを観察しています。

　情報がわかりやすくて親切，コミュニケーションの一助になる──そんな工夫で両親学級を身近に思ってもらえるようにしたいですね。

両親学級を演出する工夫

7

産前クラスか，産後クラスか

　　　　初産のプレパパ向け講座のファシリテーションを任されたとします。講座のハイライトは，子育て歴6か月程度の先輩パパを招いての質問コーナーです。

　ところが，なかなか質問の手が挙がらず，先輩パパも自分から積極的に語るタイプではないため，全然やりとりが起こらないまま時間が過ぎていきます。

　この状況をどのように打破しますか？

「先輩パパに学ぶ」コーナーは難しい！

　先輩パパに学ぶコーナーというのは各地で実施されているようで，わりと人気のコンテンツですよね。私が両親学級の講師依頼をいただく中でも，「先輩パパを呼ぶ時間を入れようと思っています」という主催者さんは少なくありません。

　そして，よく言われます。「いつも当院のプレパパ講座で先輩パパを呼んでもあまり盛り上がらないので，渡辺さん，すごいところを見せてください」

　——助産師さんたちが毎月やって盛り上がらない（その価値を引き出せない）ものを，私がやったって変わりませんって……（笑）。ましてや，妊婦健診で受講者の情報が少なからず入っている助産師さんたちのほうが圧倒的に有利なんですから。この「先輩パパに学ぶ」コーナー，なかなか難しいんですよね。

私がレギュラーで毎月担当させていただいている産院でも，担当助産師さんのたっての希望でこのコーナーを設けていた時期があります。結局先輩パパの確保が難しくなってきてコーナーが廃止になったんですが，確保に東奔西走するわりには毎回の収穫が少なかったです。

うまくいかなかった苦い思い出

　例えばある時の学級では，こんなことがありました。

私「今日のゲストの●●さんは，４月にパパになったばかりの先輩ですから，皆さん，聞きたいことをなんでも質問していいですよ！」
　しばらく沈黙の時間。
私「遠慮しなくていいですよ，どんなことでも聞いてください！」
　誰も挙手しないので，仕方なしに手前のプレパパを指名。
プレパパ「出産の時は血が結構出ますか？」
先輩パパ「思ったほどじゃなかったです」
プレパパ「そうですか……。ありがとうございます」
　コーナー終了。

　このために呼ばれた先輩パパにも本当に申し訳ないことをしてしまったし，何より，なんの収穫も得られなかったこのコーナーの残念さといったら……。今の自分ならもう少しうまくできるかもしれませんが，当時は毎回毎回このコーナーを無駄遣いしてしまっていたように思います。
　しかも，このコーナーの時のプレ「ママ」たちの無関心な表情は，いまだに忘れられません。なぜなんでしょうか，女性たちにとって「先輩パパに学ぶ」コーナーは他人事のようです。きっと母親学級に無関心な男性が多いのと同じように，女性にとってもこの時間は響かないのでしょう。

「先輩パパに学ぶ」コーナーは難しい！

41

数少ない盛り上がったやりとり

どうすれば，このコーナーで有意義なやりとりができるのか。いつものように，考えないといけないことは，先輩パパを呼んで初産のプレパパに何をもち帰ってほしいかですよね。

プレパパたちは「職人」ではないので，先輩パパの身振りを見て子育てを習得したり，ちょっとした質問くらいで何かを学べたりするようなことはありません。ファシリテーターが情報をうまく整理してプレパパたちに伝えるよう努力しないことには，放っておいても質疑応答が成り立つ，ということは普通はありえません。

そんな中でも，意外に共感を得られたのは，「（主に立ち会い出産の時などに）何をやったら妻に怒られたか」を聞くことです。受講者にとって，成功譚は自慢話にとらえられがちですが，失敗談は入ってきやすく，記憶に留められます。私もできるだけ，自身の失敗談を講座に散りばめて，受講者の拒否反応を最小限に抑えようと努力しています（努力しなくても成功譚はほとんどないので，自然体なだけともいえます）。

また，受講者の反応が面白かったものに「父親の自覚はどのタイミングで芽生えましたか？」という質問もありました。何が面白いかって，先輩パパが「（自覚は）まだですね……」と言うと，プレパパたちが驚いた表情をするんですね。父親の自覚は立ち会い出産で手に入れると思っているプレパパがいかに多いかということですよね。

第2部第10章ではこの取り組みを巧みに取り入れているケースを紹介していますので（181頁参照），気になる方は一足先に読んでみてくださいね。

産前の夫婦を集客できる特権を生かす

前置きが長くなりましたが，本章で考えたいのは，講座の対象者を「産前の夫婦」にするか「産後の夫婦」にするか，または「両者のミックス」にするか，という点です。私の経験上，産院では圧倒的に「産前の夫婦」対象が多いです。健診に通ってくる夫婦に告知できるわけです

から，それは当然ですね。

　しかし，自治体（保健センターや男女共同参画センター，子育て関連の部署など）主催だと，いわゆる保健センターでの定期開催の両親学級を除いた単発開催のものでは「産後（子育て中）の夫婦」を対象にすることがほとんどです。ハッキリいって，産院でもない限りは，産前の夫婦を満足に集客することは難しいんです。ときどき自治体主催で「産前の夫婦」限定でやりたいという依頼を受けることもありますが，集客の段階で必ずといっていいほど「子育て中の夫婦も可にしていいでしょうか？」という連絡があり，結果的に大半が産後の夫婦で占められている，ということになります。

　つまり，「産前の夫婦」限定で両親学級を開催できるのは，産院の特権なんです。ですから，せっかく「産前だけでも成立する」この機会を有意義に使いたいと思いませんか。私は，産前クラスで受講者が初産の夫婦ばかりのような時など，とてもワクワクします。受講者の誰もが，出産や産後について霧の中を見つめるような状態でディスカッションをしていくんです。全体像が見えない中で，自分がもつ漠然とした不安や疑問を出し合い，講座を通して少しずつ霧の晴れ間がつながっていく感じは，初産夫婦が集まったときの醍醐味といえます。

産前クラスのコツは「テーマを絞る」こと

　そこでよく現場の助産師さんから聞かれるのが，「産前クラスだと，どこまで受講者の役に立っているか判断が難しいです」という声です。つまり，産後クラスだと，子育ての具体的な問題や月齢に応じた発達上の対応などが明らかなので，それを解説すれば満足感は得られるものの，産前クラスだと受講者の目的が漠然としているので，何を聞きたくて受講して，果たして満足して帰ってくれたのかを測ることができない，という意味です。その気持ち，よくわかります。私もときどき，これでよかったのかな……と不安になることがあります。

　問題は「産前の夫婦の興味範囲が，漠然としているうえに，広すぎ

る」ということです。それぞれの夫婦が目指す子育て像だったり，バースプランだったり，家族の将来像だったり，テーマが広範にわたるので，全員の「聞きたいこと」に手が届くかといったらそうではないわけです。当然，全体としての満足感を実感しづらくなりますよね。

そこで，産前クラスのプログラムで悩んでいる場合は，「テーマを絞る」ことをオススメします。第1部第1章でも「両親学級の意義」について話しましたが（3頁参照），産前クラスは特に，効果測定も含めて，テーマを決めて開催すべきです。それも，できるだけ具体的に絞りましょう。

例を挙げると，「妊娠中の過ごし方」「産前産後の栄養摂取」「立ち会い出産の方法」──このくらい範囲を限定してもいいと思います（3つすべてをやる，ということではなく，どれか1つで講座を成立させる，という意味です）。そして，それを事前告知の段階で明示しておくのがよいです。そうすれば，その内容について知りたい・不安があるという夫婦が集まってきますし，目的が明らかなので，散漫なニーズの1つひとつに気をもむこともなくなります。

もし事前告知が難しい場合は，講座の最初に「今日の目的」を伝えるといいでしょう。私はこのパターンが多いです。まずは受講者全員でゴールを共有することで，その後のディスカッションもゴールに向かった意見を出しやすくなります。

なお，よく自治体で開催する男性向け子育て講座の失敗談で聞くのが，「子育ての悩みを男同士で共有しよう」という趣旨の講座で，参加者が車座になって1人ずつ悩みを告白していくというもの。一見，具体的な講座のように見えますが，「悩みを共有する」というのはテーマでもなんでもなく，手段です。「何について学ぶのか」がテーマです。

産前産後ミックス講座のチーム分け

産院ではあまりなじみがないかもしれませんが，自治体やNPO団体主催でよくある産前産後ミックス講座についても考えてみましょう。

例えば，産前夫婦 6 組，産後夫婦 6 組，という状況で講座をすると
して，12 組 24 名でいっせいにディスカッションするのは難しいので，
これを何人かずつチーム分けすることを想像してみてください。どんな
チーム分けが有意義でしょうか？

　分け方は次の 3 通りです。

① ファシリテーターの意図を排除し，ランダムに分ける

② 意図的に，産前産後の人が入り混じるようなチームづくりをする

③ 意図的に，産前チームと産後チームに分ける

　それぞれのよさがありますが，受講者は意図的にチーム分けされるよ
りも偶然そのチームになったことを歓迎する傾向があるようなので，そ
の意味では ① は有意義だと思います。

　もし運営上なんらかの思惑があるようでしたら，② か ③ を選ぶのも
いいでしょう。私の過去の経験上，② か ③ かどちらかだったら，③ の
ほうが盛り上がりました。理由が気になる方は，ぜひ両方のパターンを
試して比較してみてくださいね。

産前産後ミックス講座のチーム分け

45

8

講師に向いている人とは

「両親学級のファシリテーター」という場合の「ファシリテーター」を日本語に訳してください。

自分なりの解釈で構いませんよ。いかがでしょうか。

🐥 ディスカッション形式の講座でファシリテーターがすべきこと

大辞林によると「ファシリテーション」とは，次のような意味だそうです。

> 容易にすることの意。グループによる活動が円滑に行なわれるように支援すること。特に，組織が目標を達成するために，問題解決・合意形成・学習などを支援し促進すること。また，そのための方法。
> 〔松村　明（編）：大辞林 第3版．三省堂，2006〕

　ファシリテーターは，それを可能にする人，ということですよね。ここでいう「容易にする」「円滑に行なわれるようにする」対象は，いったいなんでしょうか？　講座，ではないですよ。講座運営を容易に，円滑にしようと思ったら，手を抜いてラクすればいいだけのことですもんね。
　容易にするのは，受講者の夫婦関係や産前産後の生活です。これが両親学級の目標で，それを実現するためにファシリテーターが手を替え品を替え，受講者にアプローチするわけですよね。これまでにも，講座に

満足してもらうことが目標ではなく，自宅に帰って応用できるものであるべき，とお伝えしてきました。常に，講座終了後の受講者を視野に入れてファシリテートしていかなくてはいけません。そのために必要な力添えとはなんでしょうか。

夫婦間の橋渡しをして，両親学級の目的を達成する

　私の両親学級はディスカッション形式なので，問題提示→グループディスカッション→発表，という流れで進んでいきます。グループの意見を発表してもらった際に，私はよく「今のところを，もう少し詳しく教えてください」と言うことがあります。とても重要な意見が出された場合に，それが異性に通じなかったり，誤解されてしまう危険性を感じると，このように追加説明を求めるんです。例えば，ある女性が「父親は家族の生活を支えるという重要な役割があると思う」と発言してくれたとします。この意見は，父親の役割について核心に迫る重要なものです。だからこそ，ハッキリさせておかなくてはいけません。

　このまま，私が「そうですね，おっしゃるとおり」で受け流すと，受講している男性たちはどう受け取るでしょうか？　きっと，「そうか！やっぱり働いて家計を支えることが女性からも求められているんだな！」と感じる人が多いのではないでしょうか。ですが，この女性が訴えていることはそうではないはずなんです。そこで私が「それって，家計は父親が責任をもつ，という意味ではないですよね？」と聞いてしまったら意味がないです。それをやってしまうと，私がつくった結論になってしまいます。心ではそう思っていても，ぐっとこらえて，彼女に再度「家族の生活を支える」ということの定義を尋ねます。すると彼女が続けます。「妻が働くことや，子どもが自立することについて，真っ先に協力してくれること」。

　ここまで聞き出して初めて，受講している男性たちには，女性がいう「家族の生活を支える」ことが自分の定義と違っているらしいことに気づきます。そして帰宅後，自分の妻に聞きます。「講座の中でああい

う意見が出てたけど，君はどう思う？　同じ意見？」。ここで妻が「私も同じ意見だよ」と言うかもしれないし，「私は，父親には外で目いっぱい働いてほしい」と言うかもしれません。そこまで夫婦の会話が進めば，講座は成功です。両親学級は，受講者それぞれが何かを学んで終わり，ではなく，**夫婦で話し合うところまでたどり着かなくてはならない**ですから。

　冒頭の質問，いかがでしょうか。
　皆さんの中で思い浮かんだものが正解ですから，不正解はありません。「運営者」「誘導者」「伴走者」など，どれもありだと思います。
　ちなみに私の答えは，「通訳者」です。

プログラムの見直しができるか

　それでは，2問目です。

　あなたが，現場で新生児訪問を担当しているとします。いろいろな家庭に訪問し，母親たちの悩みを聞いていると，どうやら皆さん，妊娠中に受講した両親学級への満足度がとても低いようです。プログラムを見直すべきなんじゃないかと思うことがしばしば。
　ですが，両親学級は別部署の管轄で行なわれており，すぐには動いてくれなさそうです。そもそも別部署の話を聞いてくれるかどうかも怪しいです。
　そこで質問です。こういう場合，どのように現状を打破しますか？
もしくは，さわらぬ神に祟りなし，でしょうか？

　『助産雑誌』で連載をもったことで，助産師会や自治体の各部署からの講師依頼をたくさんいただくようになりました。そんな中で，しばしば上のような悩みを抱えている助産師さん・保健師さん，時には事務職の方にも出会います。

私は，万国共通の両親学級というのはないと思っており，地域の課題やリソースをもとにしたプログラムこそが最適と考えています。ですから，自治体の両親学級であれば，その地域の産前産後の実情をもっともよく知っている人たち，つまり地域の助産師さんや保健師さんがつくるべきだと思いますし，産院の講座でしたら，日々健診に通ってくる妊婦さんを見ている助産師さん（もちろん産婦人科医師やスタッフさんも含め）がつくるべきでしょう。

　ときどき，「両親学級の講師になりたい」という男性がいます。特に専門職というわけではなく，子育てが得意だったり子ども好きだったり育休取得経験があったりということから，何か子育てに関する発信をしたい，ということなのでしょう。もちろん独学で講師業をする分には頑張っていただければと思うのですが，私に講師としてのノウハウを授けてほしいという方に対しては，私はいつもこう言います。「産後サポートの会社を自分で経営できるんだったら，両親学級についてもレクチャーできます」。

　産後サポートじゃなくても構いません。新生児訪問でも母乳相談の会社でもいいんですよ。意地悪でいっているわけではないんです。私自身，自分の会社が産後サポートのスタッフ派遣をしていることで，現場のさまざまな声が集まってくることが，両親学級のすべての基礎になっているからです。現場の声を知らずに，子育ての楽しさやコツをレクチャーするだけだったら，それは両親学級ではなく，子育て講座でいいんです。

　私はよく，「男性から話すから男性に伝わるんですね」と言われることがあります。それは間違いではないと思うのですが，本質ではないと思っています。渡辺大地が女性であっても今の仕事には支障がないはずです。それは，父親経験が重要なわけではなく，**産後の現場の声を知っているから，産前産後に届けるべきメッセージをもっている**というのが肝心だからです。

　2015年から札幌市立大学看護学部の助産学専攻課程で非常勤講師をさせていただいていますが，助産師資格をもつ先生ばかりがいる課程に

私がいるのは，やはり「父親経験者として父親を語る」ことが目的だからではありません。「産後サポート会社の経営者として，出産経験のない学生たちに産後の現実を語る」ことが目的なんです。だから，女性の社長だってできるわけです。

できない部分は役割分担すれば OK

「講師」に関連して，「妊娠・出産経験がないと，両親学級の講師は務まらない？」という質問もよくいただきます。もしそう感じたら，ぜひ私を思い出してください……こう見えても，私，出産経験がないもので（笑）。

助産師になりたての方などは多くの方がその状態なので，いきなり両親学級などを任されると不安に思うことでしょう。務まるか務まらないかはプログラム次第ですが，必ずしも1人ですべての講師をやらなければならないわけではなく，医学的な分野は産婦人科医師，技術的な分野はベテランの助産師さん，コミュニケーション分野は若手の助産師さん──のように分担することもできます。

私などは，「難しい話は主治医か助産師さんに聞いてくださいね」と切り分けて，自分にできる範囲でプログラムを完結してしまっています。対象者を分析して，決まったプログラムに応じて役割分担をすればいいと思います。

現場で得た情報を両親学級に還元する

私が毎月レギュラーで両親学級をさせていただいている所沢市の松田母子クリニックでは，ときどき，事前に受講者の方についての情報をいただくことがあります。

❀ A さん（妻）は精神的に相当参っているので，ディスカッションに抵抗があるかもしれない。

❀ B さんの夫は妻の話をまったく聞かないので，助産師外来で妻から夫に対するグチばかり出てきており，学級でもそうなるかもしれない。

❀Cさん夫婦は夫が初婚だが妻は子ども1人を連れての再婚だから，それに抵触するような話題には気をつけるべき。
――といった具合です。

　多くの参加者の中のごく一部の情報かもしれませんが，その気配りができるかできないかで，満足度は大きく違ってきます。これをいち早く取り入れることができるのは，やはり現場にいる人間です。だからこそ，冒頭で示したような，**現場の状況を知っている人と両親学級をしている人が別の部署に属していて情報交換ができない状況ほどナンセンスなものはない**と思います。

　特に昨今は，「ネウボラ」に代表されるように「妊娠から子育てまでの切れ目ない支援」が求められていますよね。その時代にあって，産前産後の流れの中で連携がとれないことは異常事態であると思うべきです。そして現場の状況に即して両親学級のプログラムを随時修正できないのであれば，それも問題です。

　現場を知っている方に勝る経験・知識はない，というのが私の考えです。自信をもって頑張っていきましょうね！

9 両親学級に最適な人数は？

「両親学級は，夫婦で何組まで対応可能でしょうか？」

　私が両親学級の講師依頼を受ける時に主催者から必ず確認されるのが，受講者の人数です。

　皆さんは，ご自身が両親学級講師をするとして，上のように聞かれたら何と答えますか。受講者数の目安を決めていますか？　本章では，両親学級を運営するうえでの受講者数の設定をどうするか，一緒に考えていきたいと思います。

託児・子どもの同伴をどうする？

　このテーマを考えるうえで，先に片づけておかなければいけないのが，会場の問題，そして子ども（上の子）同伴の有無です。会場は，本来は産院の一室か近くの貸し会場を使うことが多いと思いますが，今はいったん場所ありきではなく，プログラムにとっての適正人数を考えてみましょう。とりあえず無限のスペースがあると仮定します。

　子どもの同伴は，どこの会場でも悩ましいところですよね。お子さん同伴を許可すると途端に賑やかになりますから，講師が対応できる受講者数が少なくなってしまいます。声も届きづらくなります。託児サービスがあると，お互いに集中できますよね。　一方でこれから先，子育て講座のようなものを受講したり，子どもと一緒にどこかへ出かける場合には，子どもが騒いだり飽きたり走り回ったりということに慣れていか

なければならず，そういう経験を積んでおくという意味では，子ども同伴を推奨すべきという意見もあると思います。

　皆さんの施設ではいかがでしょうか。どちらが正しいということではないので，施設の方針として決めればよいと思います。

　これまで，さまざまな条件で講師をさせていただいてきましたので，ざっと各条件について挙げておきましょう。

① 託児つき講座

　託児は先着予約になる場合が多いので，（託児予約に間に合わないと）「託児できる人がずるい」，（託児の必要ない人，預けてきた人は）「託児の人も受講料が同じなのはずるい」という批判が出る可能性あり。

② 託児なし・子ども同伴不可講座

　「子育て中の家族は参加できないじゃないか」という批判が出る可能性あり。そもそも集客しづらい。

③ 託児なし・子ども同伴可講座（親と同室で受講できる）

　「子どもの声がうるさくて集中できない」という批判が出たり，子どもが動き回ると講座が成立しない可能性もあり。

――というわけで，結局どうやったって批判を受ける要素をもっています。産院でこうと決めたものに従い，批判が出ても毅然とした態度で説明する，または修正するしかないです。

　ちなみに，私がいちばん苦戦するのは，③託児なし・子ども同伴可講座で，かつてこの条件で自治体が開催した両親学級に，４歳男子が４人集まって運動会状態になったことが今でも忘れられません。

　なお，「見守り託児」といって基本的には③なのですが，責任のゆるい範囲でスタッフも同席して何かあったら手を貸す，という方法も最近見られるようになってきました。

プログラム実現に必要な人数を考える

　話は脱線しましたが，冒頭の質問に戻ります。お子さんの同伴も，いったん考えないものとしますね。

　「両親学級は，夫婦で何組まで対応可能でしょうか？」

　さあ，上限がイメージできましたか。

　いくつかパターンを示してみましょう。

①　5 組（10 名）まで

②　6〜10 組（20 名）まで

③　11 組以上

　上の選択肢のそれぞれによさがありますが，もし受講者 1 人ひとりの自己紹介タイムを設けるのであれば，①5 組までが限界ではないでしょうか。これ以上の参加者で自己紹介タイムをもつと，名前が覚えられないのに時間だけは浪費し，非常に退屈になります。

　また，5 組以内くらいだと全体に目が届くので，1 人ひとりとのやりとりが密にできますよね。こちらから質問をして受講者の答えを聞くのにも，5 組程度であれば全員の意見をくまなく聞くことができます。

　②6〜10 組までだとどうでしょうか。

　受講者の満足度としてはこのあたりがいちばん高いようです。ディスカッションに自分の意見が反映されやすく，かつ多様な意見を聞くことができるからだと思います。問いかけに対してすべての受講者に毎回意見を述べてもらうことはできませんが，全体を通して 1 人 1 回くらいは発言する機会も与えられます。

　③11 組以上となると，講座の盛り上がり度合いは間違いなく高くなります。また，受講者が 20 名を超えていますので，アイスブレイク（受講者が打ち解けるための簡単なゲーム）を全体で行なっても面白いと思います。普段会社の会議に慣れている人や保育園の保護者会くらいのイメージで受講した人には，これだけの人数の講座は大きいという印象を与えることになりますよね。このくらいの受講者をコントロールで

きるようになると，ファシリテーターとしての醍醐味を感じられるのではないでしょうか。

　もしも産院で両親学級を新設するのであれば，受講者の上限を考える際にぜひ，**自分のやりたいプログラムを実現するためにはどのくらいの人数を呼ばなければならないかを検討してみてほしい**です。例えば，もしも父親同士で交流を深めてもらいたいとしたら，どのくらいの人数が適しているでしょうか？沐浴実習も同時に開催するとしたら？講師を複数人数でローテーションするとしたら？などです。

少人数講座は難しい！

　ところで，冒頭の質問に対する私の答えですが，上限は特にありません。

　私は，受講者数によって席の並びやディスカッションの内容，アイスブレイクを変えたりしています。過去の経験では，夫婦受講だと 35 組（70 名）程度，男性限定だと 120 名ほどが最高記録ですが，それは集客の限界であって，それ以上の人が集まっても特に問題はないと思います。

　困るのは，人数が少ない時なんです。私の講座はディスカッションを通じて，他の受講者の考えを聞き，自宅にもち帰って夫婦で会話をして深める，というスタイルなので，受講者数が少ないと，他人の意見を聞くチャンスが減ってしまい，視野を広げられないんです。ここがディスカッションを目玉とする講座の弱点です。

　両親学級の申し込みの際に「講師への質問・要望」を加えていただくと，よく女性から「夫に，ほかの家庭の様子や考え方を知ってもらい視野を広げてほしい」といった要望が寄せられます。これは自分自身に対する戒めでもあるのですが，両親学級を受講する女性は，どちらかというと夫に講義を聞いてほしいというよりも，ほかの夫の意見をよく聞いてほしいと思っているようです（講師のしゃべりすぎに注意しなきゃですね）。

私の経験だと，男女6名ずつ，というのが，視野を広げるのに必要最低限の人数です。ですから，講座依頼をいただくと，「上限はありませんが，最低でも6組以上は集客してください」とお願いしています。例えば，子どもは小学校に上がるまで母親が家でみているべきだ，という意見があったとして，本来なら，「それは違う」という意見や，「それがよい面もあるが悪い面もある」という意見が出てきて初めてディスカッションが生きてきますよね。それが，各性別が5名以下だと最初に発言した人の意見が重要視されてしまい，「反対」意見が出てこないことがあるんです。男性全員が「そうだそうだ，子どもを保育園に入れるのはかわいそうだ。母親が一緒にいるべきだ」でまとまってしまうと，講座としてはそれがマジョリティ（＝正解）のようになってしまいます。参加人数が少ないと，そういう危険を孕みます。

かといって，講師が反対意見を言ったところで，受講者の総意をくつがえすことはできません。ディスカッションがメインの講座では，講師の意見よりも受講者の意見のほうが圧倒的に重みがあります。6組という線引きに何か特別な根拠があるわけではありません。あくまでも経験則で，意見の偏りを防ぐのに必要な最低限度の人数ということです。

何がいいたいかというと，人数が少ないと講座運営は難しいということです。受講者が3組だったり4組だったり，時には夫婦2組と女性単身参加が2名（合計すると男性2名と女性4名）なんていうことも珍しくありません。こうなってしまうと，ほとんどディスカッションの意味がなくなってしまうので，講義のウェイトを大きくするしかないですよね。以前も話しましたが，私は両親学級で何か具体的な知識や技術を得ることを目的としてプログラムを構成していません。ですが，講義の時間が長くなってしまうとどうしても，「男なら〜すべき」「●●と○○は分担すべき」などの「精神論」を語りたくなってしまいます。

先ほども述べたとおり，受講者が聞きたいのは精神論ではなく「ほかの人の意見」なので，ここをどうバランスよく調整するかが，少人数講座の難しいところです。

🐤 受講者は1組だけ！　どうする？

では，問題です。

　　受講者6組程度が参加することを計画してディスカッション中心のプログラムを組んだとします。無事に6組の申し込みがあったものの，受講者自身やお子さんの急な発熱などで当日キャンセルが相次ぎ，ついに受講者が夫婦1組だけとなってしまいました。

　さあ，プログラムは修正しますか？　するとしたら，どんな修正が必要でしょうか？

　続きを読む前に少し考えてみてください。

　いかがでしょうか。年間100本やっていると，そういうこともあるものですよ（笑）。過去7年間の私の経験で2回だけ，そういうことがありました。

　1回目は，実はプログラムを変えずにそのままやって大失敗しました。そりゃそうですよね。夫婦1組しかいないのに，ほかの家族の意見を聞くも何もないです。これは大いに反省しました。

　そして，満を持して（？）2回目！

　当日「1組しか来ません」と聞いた時点で，用意したプログラムをやることに意味がないと思ったので，抜本的に変更しました。

　講座冒頭で，「パートナーに言いたいけど言えないでいることは？」という，予定になかった問いを立て，妊娠期の夫婦がお互いに我慢していることを吐き出してもらったあと，私がファシリテーターとなって2時間の「夫婦会議」を行ないました。これは私の講座の中でも歴史に残る一戦（笑）になったと思います。

　ぜひご自身の産院の方針にふさわしいプログラムを考案し，それに適した人数設定と集客を計画してみてくださいね。

10

考える沐浴指導

　先日，現場で両親学級を担当することになった助産師さんから，こんな質問を受けました。
「沐浴指導は時間がかかるわりには生活の中で実施できないパパも多く，いっそのこと両親学級から削除したほうが有意義に時間を使えると思っているのですが，産院では沐浴指導を続けたいという方針です。沐浴指導を誰にとっても有意義な時間にすることは可能でしょうか？」
──あなたなら，どう答えますか？

まずは産院の方針と自分の考えとの相違点を探すことは当然ですが，もしも沐浴指導を継続することになったとしても，やり方を工夫すれば，有意義かつオリジナルなものにできるはずです。

両親学級に必要なコンテンツとは

以前，ある保健センターから両親学級の講師依頼をいただいた時の話です。妊娠中の夫婦向けに 15 分間の講演をしてほしいというリクエストでした。ありがたく受けたのですが，私の両親学級はワークショップや意見交換を中心とした内容なので，普段は 2 時間で開催しています。正直 15 分というのはあまりにも短く，私の自己紹介くらいしかできません。ですから，可能であれば少なくとも 30〜45 分程度もらえないものかと相談しました。ですが，120 分間の学級で，歯科衛生士や栄養士，保健師による時間もあり，私の担当部分にこれ以上時間を割けな

表1　ある両親学級のスケジュール

① 歯科衛生士による口腔衛生の話　　　　　　　　　10分

② 栄養士による妊娠中の食事の話　　　　　　　　　10分

③ 保健師による沐浴指導　　　　　　　　　　　　　30分

　休　憩　　　　　　　　　　　　　　　　　　　　10分

④ ？？？　　　　　　　　　　　　　　　　　　　　45分

⑤ 渡辺の講演　　　　　　　　　　　　　　　　　　15分

いということでした。

　さて，当日私の出番は120分の最後の15分間だったのですが，念のため学級の最初からスタンバイしておいてほしいということで，すべて見学させていただきました。表1が，その時のタイムスケジュールです。

　もっとも時間を割いた④45分のところに入るのはなんだったと思いますか？　答えは，「夫たちが妊婦体験ジャケットを装着して記念撮影をする」です。

　皮肉を込めて「記念撮影をする」と話しているわけではありませんよ。本当に撮影の時間なんです。なんせ30組もの夫婦が参加しています。1セットしかないジャケットです。6〜7kgはあるそれを装着してピースサインで撮影して脱いで次の夫婦に交替していると，あっという間に45分経過です。

　確かにお父さんたち，楽しそうでしたよ。ただ，この時間をもう少し有効利用できないものかと思いました。遠回しに職員さん（女性）に「このコーナーって結構人気ありますか？」と聞くと，「皆さん，この写真を撮るために参加するんです」とのこと。難しいですね，「満足度」って。

どこの自治体でも，両親学級（または父親学級）を開催しているところはほとんど，1回の講座にすべてを詰め込むところが多いように思います。母親学級が3〜4回の連続講座になっているのと比較すると，やはり男性を何度も通わせるのはたいへんだろうという配慮があるのでしょう。産院などでは，妊娠中の講座と，出産後入院中のレクチャーと，というように複数回父親と接点をもてる可能性がありますが，自治体は1回勝負です。大事なこと（だと信じていること）は余さずやらなければいけないと考えているようです。

では，妊婦ジャケットを着ての撮影は，どれだけの意義があるのか。もしこれが「お父さんが喜ぶから」というものだとしたら，この主催者が沐浴指導をすることの意義も「お父さんが喜ぶから」であるかもしれません。

何のため，誰のための沐浴？

仕事柄，私のところにはいろいろな産後女性からの意見が集まってきますが，妊娠中の沐浴指導ほど，産後の母親をガッカリさせているものはないようです。だって，夫の帰りが遅いんだもの。結局母親が1人で沐浴をするか，または夜10時過ぎに夫が帰宅するまで沐浴せずに待っているか。

質問してくれた助産師さんがおっしゃるように，夜9時や10時，それ以降に帰宅するような父親は沐浴の主体ではなくなりますよね。そうすると次に，妊娠中の沐浴指導が現場のお母さんたちの役に立っているだろうか，と考えなくてはいけません。

両親学級で沐浴の練習をしにくる男性たちは，何かしらの「父親の自覚」的なものを得るためだけに沐浴の「練習」をしているのでしょうか。違いますよね，**産後に使うために練習する**んですよね。だったら産後に使う予定のない父親への配慮が必要ではないですか。決して沐浴は母親に任せるべしと言いたいわけではありません。現実問題として，多くの父親が沐浴に関して戦力外である状況を無視すべきではないという

ことです。

　プレパパママにまず押さえてもらいたいのは，「沐浴は誰のためにあるのか」ということです。これを考えると，沐浴するうえで大切なのは手技ではないかもしれないのです。

❀ 沐浴は誰のためにするものですか？

　　↓

❀ その人のためには，沐浴は何時までに終わらせないといけませんか？

　　↓

❀ 誰がその時間に沐浴できますか？

――といった具合に，順を追って考えてみていただきたいです。

🛁 伝説の沐浴指導

　両親学級業界で「伝説の沐浴指導」といわれているエピソードがあります。ある自治体の両親学級で，いつも講師をしている助産師さんが学会参加のために，一度だけ別の助産師さんに講師をかわってもらったことがありました。そうしたら，その月の両親学級だけものすごく評判がよく，その後の新生児訪問の際に，「あの時の両親学級を受けておいて本当によかった」と受講者が口々に褒めたのだそうです。プログラムは自治体で決まっていますから，オリジナルなことをしたわけではないのに，なぜその代打助産師さんが担当した時だけ有意義な学級になったのでしょうか。

　秘密は，沐浴指導の導入部分にあったのだそうです。いつもの助産師さんは，沐浴といったら，父親にバスタブの前に立ってもらい，湯温を測らせ，いい温度になったら赤ちゃん人形を母親から受け取り，洗わせる。目は清潔なガーゼで洗うとか，耳に水が入らないようにとか，顔が湯につからないようにといった指導を念入りにし，一通り洗い終わったら，となりでバスタオルをスタンバイしている母親に優しく渡す――というスタイルだったそうです。

ですが，この伝説の助産師さんの学級では，「ママたちは座って見学！」と，お母さんには一切タッチさせなかったそうです。そして，父親たちが沐浴をスタートする前に一言，声かけをしました。

「沐浴の作業の中でいちばんたいへんなところはどこでしょうか？」

父親たちは「耳に水が入らないようにすること？」「背中を洗うところ？」など口々に言います。

「では，早速やってみましょう」

助産師さんは父親たちに赤ちゃん人形の服を脱がせるところからやらせ，ベビーバスに入れて洗わせ，バスから上げる直前に尋ねました。

「着替えを準備していた人は？」

「あ！」という声が教室内の各所から上がります。誰も，沐浴後の着替えをセットしていなかったんです。

「はい，最初からやり直し」

ということで，再度人形に服を着せ，今度は着替えも事前に用意させ，2回目の沐浴。

ようやく沐浴実技が終了しました。

「さあ，いちばんたいへんなところはどこでしたか？」

今度は誰も「耳に水が……」「背中を洗う……」なんて言わないんですよね。1人で全部やればすぐにわかるんです。「1人で全部やること」こそがもっともたいへんだということを。その両親学級を受けた父親たちは，沐浴がイベントではなく，本気の育児だということを実感するんですね。だから，その妻たちにとってもありがたかったんです。

さらに，仕事が忙しくて現実には沐浴をできない父親にも効果があったんです。だって，こんなにたいへんなことを妻が1人でやっていると思えば，申し訳なくなりますよね。これが伝説の沐浴指導たるゆえんです。

ちなみに，先ほどの「沐浴の作業の中でいちばんたいへんなところはどこでしょうか？」について，その助産師さんの模範解答を聞くと，「夫が沐浴をする（夜遅い）時間に赤ちゃんが機嫌よくいてくれるよう，母親が赤ちゃんのコンディションを整えておくこと」だそうです。

産後に「使える」講座にするための一工夫

　この「出産後に使わないのに両親学級でよく目にする講座」については第5章でも少しお話しましたが、「家事育児の分担表づくり」というものもあります。

　家事や育児の細かな項目（男性向けの講座では「タスク」と呼ばれることが多いそうです）が一覧表として提示され、それを今後夫婦のどちらが責任をもって担当するかを書き込んでいく、というものです。

夫「わぁ〜、家事育児って、こんなにたくさんやることがあるんだね」
妻「そうよ、1人で全部やるのはたいへんなんだから」
夫「そうだよね！　オレも頑張るよ！　風呂掃除と土日の夕食づくりと、ナントカとナントカはオレが責任もってやるよ！」
妻「まあ本当？　助かるわ！」

──って、漫画でもない限りこんな理想の夫婦はいないわけで、ほとんどの男性が、この時間をなんとなくやり過ごして、分担表を「つくったこと」に満足します。それが、誰のためにもならなければ時間の無駄ですよね。

　でも、これも使いようです。有意義に家事育児の分担を考えるためにはどうすればいいでしょうか？　プレパパ・ママには、分担表を書き込む前に前提条件、つまりルールを示します。家事育児を分担するうえでの前提は「赤ちゃんが生まれたら、それまでと同じ量の家事育児を同じレベルで維持することはできない」という点です。分量を減らすか、質を落とすか。そうしないと家庭生活は破たんしますよね。それをどう考えるかを、まずは夫婦で考えなければいけません。

① **質を落とさず、分量を減らす**：家事代行サービスなどを使って、自分たちのやる量を減らす。毎日やっていた家事を週末だけにするなど。

②分量を変えず，質を落とす：妻がこれまで担ってきた分を夫に移行
し，しっかり実施する（やり方がへたくそでも文句を言わない）。

　私の経験上，上の選択肢を提示すると，ほとんどの夫婦が **①** の「毎
日やっていた家事を週末だけにする」のようなかたちで分量を減らすこ
とを考えます。そうなると，まず検討するのは，「分量を減らしてもい
い家事は何か？」ですよね。これを夫婦で一生懸命考えたり，ほかの家
族のアイデアを聞いたりするほうが，分担表を埋めるよりよっぽど有意
義だと思いませんか。

　**従来の両親学級プログラムに少し「考える時間」を与えるだけで，実
用的な学習にバージョンアップすることができる**んです。皆さんの現場
で，やり方を変えるだけで受講者の満足度が上がった，という実例があ
れば，ぜひ教えてくださいね。

改善のためのアンケート実施

11

あなたの産院の両親学級で，「事後アンケート」を実施して，効果測定をするように上司から言われました。どんなアンケート項目がよいでしょうか。ただし，満足度が高いように見せかけるのが目的ではなく，アンケートをもとにプログラムを改善するためのものとして考えてみましょう。

産院での両親学級ではあまりなじみがないかもしれませんが，自治体（公民館や男女共同参画センターなど）やNPO団体が主催する講座では，多くの場合に「事後アンケート」が実施されます。何に使うのかというと，自治体やNPO団体は，公の予算で講座を開催していることが多いので，受講者の満足度や講座の成果を事業実施主体に報告しないといけないんです。

このアンケート，産院で実施しても勉強になる部分がたくさんあります。本章はまず，アンケートを実施することについて考えてみましょう。

選択式か，自由記載式か

現場でよく聞く悩みが，選択式設問にするか，自由記載式設問にするか，という点です。

65

11 改善のためのアンケート実施

選択式設問の例

◆講座の内容はためになりましたか？　以下から１つ選んでください。
（とてもなった，少しなった，わからない，あまりならなかった，全然ならなかった）
◆勉強になったのは，どのパートでしたか？　以下からいくつでも選んでください。
（沐浴実習，オムツ替え，調乳指導，妊婦体験ジャケット，院長の話）

　選択式の場合，集計がとてもラクですよね。「とてもためになったが８人，少しなったが３人，わからないが１人だから，おおむねためになったようだ」などの目に見える成果を得ることができます。数字が必要な場合はこのような選択式の設問を使うことができます。

自由記載式設問の例

◆講座の中で印象に残ったことを教えてください。
（　　　　　　　　　　　　　　　　　　　　　　　　　　　）
◆今日から実践したいと思ったことはなんですか？
（　　　　　　　　　　　　　　　　　　　　　　　　　　　）

　自由記載式のいいところは，選択式よりも深い意見を聞けるので，プログラムの改善に反映しやすくなる点です。ただ，自由記載式の弱点は，「書かない人は書かない」ということ。特に男性は筆不精の人が多いので，上のような質問に対して一言「よかった」とか「勉強になった」「特にない」などと書くだけ，ということも珍しくありません。

　これらをうまく使い分けながら，現場の人たちはなんとかして受講者の意見を引き出そうと苦心しています。両親学級が難しくも面白いなと感じる点に，受講者の受講中の「反応」と事後の「感想」が必ずしも一致しないということがあります。つまり，講座最中の反応がとても

よく，大いに笑い，大いにうなずいてくれたと感じても，アンケートをとったら非常に辛口だったり，逆に全然反応が得られずに「今回は失敗だったかな……」と感じても，アンケートから受講者がとても真剣に聞いてくれていたことがわかったり，ということがあるものです。

有意義なアンケート例

それでは，これまでに見てきたさまざまなアンケートの中で，特に有意義だなと思ったものをいくつか紹介しますね。

① 講座の満足度を「点数」で評価させる

講座の満足度を5段階評価でチェックさせるというのはよくありますが，これを発展させて，100点満点で点数をつけさせる，という設問です。5段階評価と何が違うの？と思うかもしれませんが，点数評価の真価をイメージするために，読者の皆さん，最近読んだ本，または観た映画などについて，100点満点で点数をつけてみていただけますか。

いかがでしょう？　何点になりましたか？

100点満点の問いで「100点」という評価は，なかなかつけられないんじゃないでしょうか？　これが人の面白いところで，自分で点を決めてよいとなると，満点をつけられないものなんですよ。

講座にどんなに満足していても，心から面白いと思っていても，100点をつけるかというとそうではなく，何かしら減点要因を探してしまうんです。ケチをつけるということではなく，さらに上を期待するんですよね。

それで，この設問が生きてくるのは，点数をつけさせたあとの質問なんです。「上の問いで，その点数をつけた理由を教えてください」と尋ねます。こうなると，今さっき，自分であえて「100点をつけなかった」ことの理由を書かないといけなくなるんですね。これは受講者さんは必死に考えて書きますよ。だって，理由もなしに減点したというのは普通ありえないはずですから。

アンケートを回収して笑ってしまうのが，

❀ **満足度 95 点**……理由：椅子が少し固かったから

❀ **満足度 90 点**……理由：席が出入り口近くで寒かったから

❀ **満足度 50 点**……理由：夫が来てくれたら満点だった

——など，講座のプログラムと関係ないじゃないか！と思うような減点理由が書かれていたりする時です。それでもいいんです。それだけ意見を発信しやすい設問だったという証拠です。

ときどき重要なポイントが隠れていることもあって，「申し込み方法がわかりづらかった」「講師が早口だった」「想像していた内容と違った」など，講座運営のキモになるような回答も，減点方式だからこそ得られやすくなります。

② 受講後に講師へ質問させる

以前，ある高校で性教育の授業をした時に，学校が独自に事後アンケートを実施してくれました。その中に「渡辺先生に質問があれば自由に書きましょう」という欄があって，事前にそのアンケート用紙を見た時，（普通は授業の前に質問してくれないと意味ないんじゃないの？）と内心思ったんです。授業のあとに質問されても答えられないですもんね？

ですが，実際に授業をして，アンケートをしていただいて，後日それを郵送してもらって初めてその意義に気づきました。1 回限りの授業をする講師に対して，事前に質問なんてできないですよね。授業で何をするのかもよくわかってないんですから。

それが，終わったあとに質問を書かせると，「○○の話（私が授業で触れたこと）について，渡辺先生自身はどう考えていますか？」「○○の質問では，なんと答えるのが正解だったんですか？」「○○について，担任の先生はこう言いましたが，渡辺先生も同じ意見ですか？」など，それはそれはたくさんの質問をいただきました。

私の授業での解説が生徒たちにうまく伝わっていない部分があったんだなとハッキリわかったのもそうですし，どこが生徒の印象に残ったの

かもよくわかりました。とてもいい設問だったと思います。

　私はこれらの質問に後日，すべて書面で答えないといけないという苦労を強いられましたが（笑），産院での両親学級でしたら，質問者が次に産院に健診などで訪れた時に，担当した助産師さんが回答してあげることができますから，さほど苦ではないと思います。

③1か月後アンケートを実施する

　受講直後のアンケートの有無はさておき，受講後1か月経ったところでメールや郵送などでアンケートを実施するという手もあります。現実には回収がとてもたいへんなので，よっぽど熱意のある主催者さんでないとできないものですが，私の知る限りでも実施している産院，自治体，NPO団体などがいくつかありますので，不可能なことではないでしょう。

　これまでの章でも何度か触れていますが，両親学級の価値は講座後に日々の暮らしの中で生かせるかどうかにかかっている，というのが私の考えです。受講後の興奮状態で「勉強になった〜」と思うのが，必ずしもその後，継続するとは限りません。「これから家事を頑張ります」と宣言させられた夫がその日だけ頑張って翌日から何もしなくなったり，子どもが生まれたものの夫の帰りが遅くて沐浴もオムツ替えも妻が1人でやっていたり……。時間が経ってみないと講座内容を生かせているのかどうかわからないことがあるんです。

　それを追跡調査するのが「1か月後アンケート」です。私が2017年にかかわった和歌山県男女共同参画センターさんでは，この1か月後アンケートを使った面白い調査を実施してくれました。

　まず，県内十数か所で実施した子育て中の女性向け講座（講師は私ではありません）で，私の著書『産後が始まった！』（KADOKAWA，2014）を全受講者231名に無料配布してくれたんですね。もちろん，「この本を読んで夫婦で大いに参考にしてください」などと補足してくれています。

　さて，1か月後アンケートでは，講座内容をその後に生かしたかどう

かはもちろん，私の著書をその後に生かしたかどうかまで追跡してくれました（単なるプレゼントじゃなかったということですね）。受講者の女性が，その後なんらかのアクションを起こすことで夫にも変化があったかどうかを調べるのが，このアンケートの目的でした。

　その結果として，有効回答者数142名のうち21％で，夫が家事・育児に積極的になったというデータが得られました。さらに抽出していくと，①「帰宅後に夫に読ませた」と回答した家庭では52％が，②「帰宅後に夫に読ませ，本の内容を夫婦で会話した」と回答した家庭では64％が，夫が家事・育児に積極的になったことがわかりました。

　そして，「帰宅後に夫に読ませ，本の内容を夫婦で会話し，夫が家事・育児に積極的になった」受講者は皆，1か月後も，「講座自体」の満足度が非常に高かったそうです。

　ここから得られたことは，拙著が男性の家事・育児参画の意識向上に役立つ！　……というのは冗談として（笑），受講者の受講後の動きから講座自体の達成度合いも測れる，ということです。

　私自身は，自分仕様の事後アンケートというのを実施していませんが（ほとんどの場合，主催者さんが実施したものをシェアしていただけるからです），産院での両親学級のブラッシュアップを図るため，上の例も参考にしていただき，アンケートの導入を検討してもいいかと思います。

もらった意見は現場に

　余談ですが，よくスーパーマーケットなどで「お客様のご意見」というようなアンケート回収箱があって，その内容を店内の掲示板にコメント入りで貼ってあるのを見たことはありませんか？
「ご意見：店員が無愛想で挨拶もしてくれない」
「店長より：ご不快な思いをさせてしまい，たいへん申し訳ございませんでした。店員への指導を徹底し，気持ちよくお買い物をしていただけるよう改善いたします」

——このようなものです。

　これを，以前ある産院で見かけたことがありました。壁に妊産婦さんのご意見と担当者からのメッセージが貼ってあるんですね。もちろんお褒めの意見もあれば，改善を求める意見もあります。

　その中に，「ご意見：母親学級がつまらなかった。時間も長く苦痛だった」というような意見と，それに対する学級担当者からの誠意あるメッセージを見つけました。今後内容をブラッシュアップして満足度を高めていきたい，という決意が書かれた好印象な返信でした。一見マイナスに思えることも，誠実に対応することでプラスに変わるものですよね。

　アンケートを実施するうえで必ず守らなければいけないのは，**いただいたご意見を現場に生かす**，ということです。実施するだけで何にも生かさないアンケートは，書いてくれた人の時間を奪うだけの悪でしかありません。上の産院のように反省材料として関係者全員に周知するのは，とても好感がもてますよね。

もらった意見は現場に

12

開催日程の検討と
プレ開催のススメ

　　　　あなたの勤めている産院で両親学級をレギュラー開催するとして，開催スケジュールにもっともふさわしい日程を考えてみてください。
　すでにレギュラー開催しているところは，今のスケジュールが本当に最適かどうか考えてみてくださいね。

　両親学級の講師依頼をいただく際によく聞かれる質問で，「開催は何曜日がいいでしょうか？」というものがあります。これはとても大事な観点ですから，本章でじっくり検討してみましょう。

　自治体などが主催する講座の場合，最初から「何月何日にやらなければいけないので，その日に来られる講師を探している」というケースが多いのですが，こと両親学級に関しては，その考え方はよくないです。だって，受講者あっての講座ですもんね。より受講しやすい日程を提示できなくては「主催者のための講座」にしかならないです。もちろん，産院も多くの制約の中で両親学級ほか，さまざまな講座を開催しているはずですから，必ずしも「最適な日程」を確保できるとは限りません。それは私も重々承知です。ですが，集客しづらい・キャンセルが多い日程があることは間違いないですし，受講したい講座の日取りが悪くて受講できない，というのは当事者にとって非常に大きなストレスになります。**一度，受講者目線に立って考えてみる**のも大切です。

講座開催に最適な曜日は？

　私が出張講座の依頼をいただくのは，ほとんどが「土曜日」指定です。ですから，私はいつもスケジュールの土曜日だけがどんどん埋まっていき，半年以上先まで予約で埋まっている状態になります。では，なぜ皆さん土曜日に開催したがるんでしょうか？

　男性を呼ぶには平日以外がよいが，日曜日は産院がお休みだから難しい……よって土曜日開催が最適，というところでしょうか。産院的にはこれが正解かと思いますが，現状としては正解ではないんですね。だって，産院が土曜日も開院しているということは，世の職場も一定数が土曜日に営業しているわけです。条件は産院と変わりません。ですから，多くの男性にとってありがたいのは，「日曜日」なんです。

　平日よりも土曜日のほうがよいのは否定しませんが，日曜日であればなおよい。私の経験では，日曜日開催の講座のほうが，圧倒的に集客しやすく，キャンセルも少ないです。でも，日曜日にスタッフを集めて開催するのは人件費もかかるし……という気持ちもわかります。私が以前かかわっていた産院では，基本的に毎月1回の土曜日開催をしており，年に数回だけ日曜日開催にしていました。こうすると土曜日に休めない男性も日曜日に来ることができるため，4か月に1回くらい日曜日開催をすれば，妊娠中にまったく受講チャンスがないということも防げます。

平日夜はリスク大

　では，平日の夜というのはどうでしょうか？　土日は何かと人手不足で両親学級開催が難しい，という産院もあるかと思います。ただ，私の経験上，平日の夜はキャンセル率が非常に高くなるんですね。夫の仕事が長引いて講座開始時間に間に合わない……結果，妻が単身で受講することになる，なんていうのはまだマシなほうです。妻が残業で，ということもあり，その場合，夫が単身で来ることはまず期待できないので，夫婦そろってキャンセルです。

経産婦さんの場合は，上の子が保育園から帰ってきたらすぐに寝てしまって，起こすのも悪いから欠席します，ということもあります。また，上の子を預けてくるような家庭だと，平日の夜の預け先確保はなかなか難しいです。受講者が少ない講座，とりわけキャンセルが相次いで空席ばかりの講座ほど虚しいものはありませんよね。そういう意味では，平日の夜はリスクが大きいです。

ただ，私がレギュラーで毎月講師をしていた助産院で，毎月第1木曜日の午前中に開催していたところがあります。助産院なので，もともと受講者は多くはありませんが，かなりの確率で夫も参加します。平日に仕事を休んで夫婦で受講する，というのはハードルが高い感じがしますが，ここは院長はじめ助産師さんたちとご夫婦との関係性がとても濃いので，平日開催が可能だったんですね。

これは模範的な例ではありますが，普段の健診や助産師外来も含めての総合的な取り組みが必要になるので，講座担当の助産師さんだけの力では成しえないことです。

単日開催の落とし穴

レギュラー開催ではない場合についても少しだけ話しておきますね。以前，ある産院から単発の講座依頼をいただいたことがありました。産院の開設何周年かの記念をかねて，当院で出産をした育児中の夫婦の「同窓会」のような趣旨で両親学級ワークショップをしたい，ということで，かなり大規模に開催する意気込み。これまでに出産した家族すべてにダイレクトメールを送り，チラシにもお金をかけ，お土産も豪華なものを，と気合十分だったのですが……。集客が思ったほど伸びず，結局こじんまりした講座になったのを覚えています。

何が敗因だったのか。その日，地域の保育園や小学校でいっせいに運動会が行なわれたんです。これには勝てません。少し調べたら事前にわかることだったんですが，産院の開設記念日にもっとも近い週末に開催する，という路線で進んでしまったために，誰も地域の行事に気がつかなかったんですね。毎月両親学級を固定の日程で開催している場合はこ

ういうトラブルも仕方ありませんが，年に数回の開催の場合は，日程調整に十分気をつけたいものです。

受講者を大切にするということ

両親学級の成否は，当日会場に受講者が集まる前に決まっている，と私は考えています。主催者さんとのやりとりでわかるんです。その主催者さんが受講者を大事にしているかそうでないかが。大事にしていない時の講座は，まず失敗します。これは私であってもどうにもできません。一方，大事にしている時の講座は，まず成功します。これも私の力とは関係なく決まっています。開催日程に気を配るのはなかなか難しいことですが，「受講者を大切にしている」ことを示すよいアピールポイントになるはずです。

受講者目線で気がつくこと

開催日程が決まったところで，次に，「プレ講座」を開催してみることをお勧めします。これは，両親学級を実際に始める前に，院内で一度スタッフさん向けにプレ開催（練習のようなものです）をしてみて，その感想を募る，というものです。もちろん，すでに学級を開催している産院でも効果があります。

スタッフ全員で考えたプログラムだったら，どんな内容なのか誰もがすでに知っているでしょうが，おそらく多くの産院で，プログラム作成の核になるスタッフさんが大部分を決めているか，代々伝わるプログラムを引き継いでいるか，どちらかだと思います。大切なのは，プログラムを間違えないように実演することではありません。受講者になってみる，という点です。プログラムを考えるのと，実際に受講者になるのとでは，全然印象が違って見えるものです。

第1章でも触れましたが，私が初めて「父親学級」をレギュラー開催させていただいた松田母子クリニックでは，私と担当助産師さん（師

長）とで考えた「自信をもってオススメできる」プログラムを，スタッフ向けにプレ開催した結果，大幅に内容変更することになりました（笑）。満を持して発表したんですけどね……。つくり手では気づかない落とし穴があるものです。

「『パパ・ママ』という言い方はお勧めできないから，『お父さん・お母さん』と呼んだほうがいい（スライド上の記載も）」「渡辺さん自身の立ち会い出産の体験談が長すぎる」などの意見もあれば，意外なものに「スライドに出てくる写真がふさわしくない」という声もありました。

私はパワーポイントのスライドを使って講座をしています。スライド作成経験者はわかると思いますが，ときどき「それらしい」写真を添えることってありますよね？　赤ちゃんを抱っこしているお母さんの画像とか，夫婦が仲良さそうにしている画像，かわいい赤ちゃんの画像などです。当初はそれらにフリー画像素材（インターネット上で無料で取得できる写真）を使用していたんですが，フリーのものって，外国人の画像が多いんです。私は会社員時代からパワーポイントに慣れてしまっていたので，外国人の画像にまったく違和感がなかったんですが，そうでない人からしたら，産院の両親学級のスライドに外国人の写真が出てくるのはとても気持ち悪いのだそうです。

確かに，何かの講演会や学会発表などで使われているスライドでは「外国人」をよく目にしますが，受講者側になってみると，結構気になるなと私も思いました。こういう改善点は，つくり手では気づきづらいんですよね。ですから，一度産院でプレ開催をしてスタッフ誰もが自信をもってオススメできるものにしておくべきだと思います。

スタッフ全員に講座風景を見せておく

また，もしもプレ開催の機会を逃したとしても，スタッフ全員が講座を見ておくようにすべきなのは変わりません。自院で行なわれている講座の内容をスタッフが妊婦さんに説明できないようでは困りますもんね。

プログラム内容をすべて知っていたとしても，実際の講座風景は見ておくべきです。どんなところで受講者がうなずいたり楽しそうな表情を

しているのかは，知っておかなくてはいけませんよね。もちろん，一気に全員に見せなくても，数回にわたって若干名ずつ見学させていき，全員に周知させる手もあります。

　先にプレ開催の思い出で紹介した松田母子クリニックでは，その際にほとんどの助産師さんに見ていただいているので，その後新しいスタッフが入った時だけ実際の学級を見学に来てくれています。同じくレギュラーで講師を務めている恵愛病院では，初めて開催した時と2回目に開催した時とで，助産師さんを半分に分けてほぼ全員に見学させていました。分娩件数トップクラスの大病院ですから，会場（体育館くらいの広さのホール）の後ろにズラーっと助産師さんが並び（真ん中に師長），圧巻の風景でした（笑）。師長からいただいた感想「自分の会社の宣伝も，もう少ししたらいいんじゃない？」というのは忘れられないですね。

　なお，最近では，両親学級のプログラムをチェックしてほしい，というお仕事をいただくことも出てきました。ご協力できる範囲でお応えしますので，もし関心がありましたら，ご連絡くださいね！

13

自己紹介をするか，しないか

マタニティ期の「男性」限定の講座を開催している保健師さんから，質問をいただきました。自治体主催の講座なので集客は容易で，毎回 30 名近く男性が集まるそうです。

「講座の冒頭に受講者の自己紹介タイムがあるのですが，30 名もいるので，自己紹介だけで 30 分以上かかってしまいます。自己紹介タイムを廃止しようか迷っているのですが，どう思いますか？」

講座時間は 90 分だそうです。皆さん，いかがでしょうか？

いくつか検討事項があります。まず，保健師さんがおっしゃるように，「時間がとられすぎること」。これは致命的ですね。他人の自己紹介を聞きに来ているわけではないので，時間のことを考えたら，改善の必要はありますよね。

ほかには，皆さん何か思い当たることはありませんか？　自己紹介タイムの是非について，ご自身の講座ではいかがでしょうか？

🐤 自己紹介タイムをなくした理由

私が初めて父親学級というものをさせていただいて以来，7 年間にわたってレギュラー開催してくださっている松田母子クリニックでは，当初は自己紹介タイムがありました。クリニックの母親学級でしているのと同じように，私（講師）の自己紹介のあとに，受講者男性にも一言ずつもらっていました。定員が夫婦 7 組なので，たいした時間はかかり

ません。ですが，1年後くらいには自己紹介タイムを廃止しました。理由は，自己紹介タイムのせいで「空気が変わってしまうことがある」からです。

　具体的に言うと，自己紹介の中で，「僕は立ち会い出産は絶対にしないです」と宣言するプレパパが相当数いたんです。立ち会い出産をするかどうかは夫婦で決めてもらえればいいので，しないのが悪いと言うつもりはまったくないです。問題なのは，立ち会いをする気満々の夫婦もいる中で，胸を張って「しない」と宣言されてしまうと，なんだか「する」ほうの気持ちがそがれてしまうことなんですね。

　初めは，いろんな意見があるという例にもなるかなと思い，気にしていなかったんですが，よく観察していると，「しない」と宣言する男性の妻が，肩身の狭そうな表情をすることが多いと気づきました。もしかしたら，夫婦で決めたわけではないか，または夫婦で意見が割れたために夫が独断で宣言したか，そんなところなのかもしれません。

　よくある母親学級の自己紹介のシーンが頭にあっただけに，自己紹介タイムをなくすことには迷いがありましたが，自己紹介しないことでその後の運営に支障が出るわけでもないだろうと，いったんやめてみました。結果的にやはり支障がなかったので，私の講座としては正解だったのだと思います。

　その後，クリニックの母親学級を担当する助産師さんから「母親学級のほうでも自己紹介タイムをなくしたらどうなると思いますか？」と相談を受けました。まさに私の父親学級と同じ悩みでした。自己紹介で「痛いの苦手だから無痛分娩にします」「無痛分娩があるからここで産むことに決めました」と宣言する受講者が増え始め，お産を乗り切る体力をつけていきましょう！という助産師からのメッセージがどんどん無力化してしまったんだそうです。とはいえ，担当助産師さんも「母親学級といえば車座で自己紹介」のイメージが強く，なかなか決めかねているとのこと。　私たちが目指している講座と，受講者の思いとの間には，しばしばギャップがありますよね。次の例も，その1つです。

共通認識に至れない専門用語

　よく出張両親学級の講師として呼ばれた際に，講座タイトルをどうするか，という話になります。私はほとんど主催者さんにお任せしているのですが，いっときよく使われたタイトルで「産後クライシスを防ぐための父親学級」というものがありました。

　産後クライシスという言葉，私はあまり好んでは使わないのですが，キャッチーで，いろいろな事象を一言で言い表せちゃうよね，ということで，現場の方々（特に行政関係）には重宝する言葉のようです。

　埼玉のある自治体で，やはり「産後クライシスを防ぐための父親学級」というようなタイトルがついた講座に呼ばれました。産後クライシスによる離婚や子育てのトラブルを減らしたい，という主催者の思いはよくわかります。対象者は子育て中の夫婦で，当日は20組ほど集まったでしょうか。

　講座の冒頭で，主催の母子保健課長から挨拶がありました。本日はお集まりくださりうんぬんかんぬん……のあとに，「皆さんの中で，産後クライシスかも，という経験をされたことがある方，手を挙げていただけますか？」と尋ねたんです。

　反応はゼロ。しーーん，と静まり返りました。「まあ，そうですよね，ご夫婦で来られて，手を挙げづらいですよね，あはは」と課長は受け流しました。ですが，受講者の反応を見て，手を挙げづらいのが本当の理由なのかな？と私は疑問に思ったので，バトンを渡されてすぐに，受講者に尋ねました。

　「産後クライシスという言葉を知っている方はどのくらいいますか？」

　これまた，しーーん。そうです。この言葉を，受講者はそもそも知らなかったんですね。

　私たちのような常に子育ての世界にいる者であれば，普段からアンテナを張っているので，新しい言葉でも最近よく聞くようになったという実感はわきやすいかもしれませんが，この時の受講者たちは，「産後クライシス」という言葉に魅かれて講座にやって来たわけではなかったと

いうことです。

　産後クライシス，という言葉はどのくらい浸透しているのでしょうか？　私たちにとって使いやすい用語は，現役プレパパ・ママ世代にとっては専門用語かもしれません。

受講者の感覚を念頭に置く

　以前，ある男性からメールで相談を受けました。産後3か月ほどの家庭で，妻がひどく落ち込み気味で，元気がなく，笑顔もなく，子どもの世話にも目が向かない時があるといいます。イライラして夫にあたったり，急に泣き出すこともあるそうです。状況からして，アレかアレのどちらかだろうなと思いながら読み進めました。

　皆さんも，そう思いますよね？　アレか，アレのどちらかですよね？

　そうしたら，メールの最後にこう書いてあったんです。「渡辺さん，これって，育児ノイローゼでしょうか？」

　……古っ!!と，思わずツッコミを入れてしまいました。育児ノイローゼって，昭和か！と。

　そこで，「長引くようなら産後うつかもしれないし，短期間で落ち着くようだったらマタニティブルーかもしれないですね」というメッセージとともに，その男性を労う言葉を贈ったんです。そうしたら，「マタニティブルーではないと思います。もう出産してますから」という返事が。

　これが当事者の感覚です。「マタニティ」っていうくらいだから妊娠中の症状だろう，という理解。私もこの仕事をするまではそう思っていたので，彼の気持ちはよくわかります。つまりここ数年ほどの間に，「イクメン」だ，「産後クライシス」だなんだといろいろ流行しましたが，これは結局，最先端の現場にいる当事者たちではないところ（メディアや支援者や研究者など）で流行っている，ということです。

　当事者にとって「流行」は関係ないんですね。そのことを念頭に置いて両親学級のプログラムや解説を考えていかないと，受講者に苦痛な時間を与えるだけになってしまいますよね。

それでも身近に感じてもらうには

　ただ，産後クライシスにしろ，産後うつ，マタニティブルーにしろ，その存在自体を知ることは重要です。今は受講者にとって遠い世界の話だとしても，それが実は身近で誰にでも起こりうることだというくらいの認識はもってもらいたいものです。

　では，どのように受講者の懐に入っていきましょうか？　遠い世界の話が腑に落ちるまでには時間がかかります。時間をかけて地ならしをしなければいけないんです。それにはまず，「身近な話」をして，この講座が自分に直接関係のある話である，ということを感じてもらいたいわけです。

　ここで陥りやすいのが，講師が自分の子育て経験談などを延々話して「私はこんなに頑張って子育てしてきました」とアピールするケースです。これは逆効果です。イントロ的に，または何かの実例として自身の話をするのは有効ですが，さじ加減が肝心です。それ自体がプログラムの一部として幅をとっているようだと，他人の結婚式のビデオを見させられているような苦痛を感じるものです。

自己紹介をうまく使う

　冒頭で自己紹介の話をしたのは，この課題を自己紹介を使って解決できないかと提案したかったからです。私はよく，自己紹介タイムのかわりに，1人一言ずつ発言してもらうことがあります。1つだけテーマを提示して，それについて順に発言してもらうんです。

　では想像してみてくださいね。講座の最初に受講者から一言ずつもらいます。名前や家族構成，意気込みなどを語ってもらうかどうかは皆さんにお任せしますが，1人1分として，どんなテーマで発言してもらったら，「ほかの」受講者の心理的ハードルが下がるでしょうか？

　私が過去にやったもので盛り上がったのは，「最近家族のことでしくじったこと」というテーマです。いろんな失敗談が出てきて，受講者の

一体感が一気に強まりました。似たものに，「最近妻から怒られたこと」や，子育て中の夫婦向け講座では「最近子どもから注意されたこと」なども面白かったです。

　失敗談を共有することの目的は，受講者誰もが普通の男性だ，というスタートラインを確認するためです。これによって，自分だけがこの講座で何かを責められることはない，という安心感を全員に与えることにもなります。そして，自分はこれから聞く話の当事者である，という意識をもちやすくなります。

　それでこその産後クライシス突破であって，マタニティブルー予防でなければいけませんよね。こういう**身近な，かつ講座に関係した共通点を自己紹介でシェアしたところで，肝心な話に進めていく**，というふうに使うのであれば，自己紹介が有意義になります。皆さんなら，どんなテーマで自己紹介をしますか？

14

意識が高い・低いとは，
どういうことか？

両親学級の開始時間になりました。お母さん方は，普段から健診に来ていますから，ほとんどが見たことのある顔ですよね。でも，夫たちは初めて見る顔が多いでしょうか。

ざっと会場を見回してみて，1人，ほかの夫たちとは雰囲気が異なる人がいます。腕を組んで椅子に座り，両足を投げ出して，いかにも不機嫌そうな感じです。なんとなく彼がこの空間の空気を乱しているようにも思えます。

では，想像してみてください。この斜に構えている男性は，どう思って今ここにいるのでしょうか？

「意識」ってそもそも何？

上の問題を考えるうえで，まずクリアにしておきたいことがあります。

以前，現場で両親学級を担当している助産師さんから質問された以下の内容，皆さんはどのように考えますか？

「意識の高い父親と意識の低い父親，どちらのレベルに合わせたらいいでしょうか？」

両方を満足させるということではなく，どちらのレベルに設定するか，という二者択一の問題です。私も，両者に満足してもらうように知恵を出すよりも，どちらかに合わせるほうが講座としての完成度が高くなると思いますので，その方向性で考えることに同意します。では，続けてもう1点質問です。

意識の高い父親と意識の低い父親という場合の「意識」とは，何のことを言っていますか？

　そんなの確認するまでもなく決まってるでしょ！と思ったとしたら，それは要注意です。「意識」という言葉の使い方は，人によって違います。現場では，大きく分けて2通りあるんじゃないでしょうか。

① **家事育児をすることや，父親になるということの「意識」が高いか低いか**
② **両親学級を受講したいという，参画「意識」が高いか低いか**

　——これらを混同すると，どちらのレベルに合わせるかという議論ができなくなってしまうので，本章はそこを押さえていきましょう。①と②のそれぞれについて意識の高低があり，一方は高いが他方は低いということもありますので，受講者は図1のように4パターンいることになります。

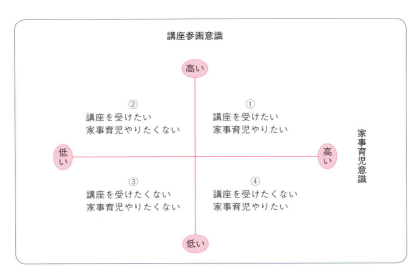

図1 2つの「意識」によるパターン分け

2つの「意識」を念頭に，メインターゲットを決める

　先の「どちらのレベルに合わせたらいいでしょうか？」という質問をしてくださった助産師さんは，勤めている産院で試行錯誤しながらレギュラー開催をしているのですが，なかなか受講者（特に父親）の満足度が上がらずに悩んでいるのだそうです。そこで試しに，ご自身の夫（医療関係者ではありません）に講座内容を話して聞かせてみると，やはり夫も「それじゃ面白くないな」という感想なのだそうです。

　旦那さんがそういうのであれば，それが正解です。私は細かな内容まで聞いていませんが，「旦那さんが面白くないとおっしゃるなら，やはり改善が必要なんでしょうね」と言うと，「でも，うちの夫は家事も育児もよくやってくれるので，あまり参考にならなくて」とおっしゃいます。

　つまり，夫はいわゆる「イクメン」なので，家事育児のやる気がない男性の気持ちがわからない，というわけです。

　でも，それは違います。助産師さん（妻）がいっているのは，夫が家事や育児の意識が高いかどうかの話。夫がいっているのは，講座を受講したいかどうかの話。

　先ほどの図1を使って説明すると，夫は，プログラムが図1の上のほうにあるのか下のほうにあるのかというアドバイスをしてくれているんですが，妻は図1の左なのか右なのかを気にしている。何の「意識」に焦点を当てるかが共有されていないのですから，話が難しくなってしまうはずです。

　「どちらのレベルに合わせたらいいでしょうか？」ということを考える場合，まずは，何の意識レベルについて考えているのかをハッキリさせたうえで，図1の4つのゾーンのどこをメインターゲットにするのかを検討しなければいけません。

講座参画意識が高い夫たち

　それでは，それぞれをメインターゲットにした講座の課題を考えてみましょう。

① 講座参画意識も，家事育児意識も高いタイプ

　一見とてもやりやすいように見えるのですが，こういう人が多く集まってくると意外に運営が難しいかもしれません。というのも，このタイプの男性たちは，頑張りたい・学びたいという気持ちが強い一方で，すでに一定程度頑張っているし学んできている，という自負もあります。「上から」講座を見ている，というとわかりやすいでしょうか。

　以前，あるところで夫婦向けの両親学級講座をした時に，このタイプの男性が単身で参加しました（※ここがポイントで，このタイプは単身参加が多いんです）。その地域の子育てパパサークルのようなものを運営している男性で，いわゆる「地域のイクメン代表」です。

　私の講座は意見交換を中心とした構成になっており，いろいろな参加者の価値観が出てきて，それを認めたり，新たな視点を発見したりするのがもち味です。そんな中でこの男性は，ほかの男性の考えが甘っちょろく思えたようで，ことごとく糾弾しました。「父親なら仕事より育児を優先しろ」「甘えてるから育休取れないんだ」「オレなら子育てを最優先する」といったようにです。

　もちろん誰もが攻撃的なわけではありませんが，ディスカッションをしようとすると，このグループの男性がもっとも手ごわいです。

　このタイプの男性は，手に職をつけたり，今日はこれを学んだという実感をもっとも重視するので，沐浴指導や調乳指導，家事育児分担表づくりなどが大好物ですが，先の例の男性が単身で受講したように，「夫婦でやりたい」という気持ちが薄い場合が多いので，むしろ，この男性たちの妻がストレスを抱えていないかに気を配る必要があります。

② 講座参画意識は高いが，家事育児意識は低いタイプ

　具体的に言うと，講座自体はとても楽しんで盛り上げてくれるんですが，たいして実のあるディスカッションをするわけではなく，講座の時間そのものを楽しんで終わり，というタイプです。賑やかしなので，講座の運営上はよい働きをしてくれます。ただ，何かをもち帰る気がないので，おおむね妻の満足度は低くなります。これもやはり，妻がストレスを抱えていないかを気にしなくてはいけません。

　一昔前までは，このグループをターゲットにしている講座が多かったように思います。家事育児をする前にとりあえず知識をつけたい（知識が定着するまでは家事育児には手を出さない）という人が多く，「父親も褒めて伸ばす」「男は察するのが苦手」「男女は脳のつくりが違う」などという理屈っぽい話が好きなんです（一時期こういうの流行りましたよね？）。

　こういった講座をやった結果，男は男の家事，女は女の家事という役割分担ルールをつくり，自分がつくったオムレツを写真にとって「今日はパパごはんの日」などと SNS に投稿する男性が出てきたわけで，そんな過去とは決別しなければなりません。私たちが輩出すべきは，のんびり日曜日に夕食をつくれる父親ではなく，保育園のお迎えの帰りに買い物をして，急いでごはんをつくって子どもに食べさせ，お風呂に入れて寝かしつけて，そのあとにようやく自分のごはんとお風呂の時間がとれる（または一緒に寝てしまう），もしくは，それをやれない自分が家族の戦力外であると自覚できる──そんな「親」じゃないですか。

🐦 講座参画意識が低い夫たち

　次に，図1（85 頁参照）の下の 2 つのタイプを見ていきましょう。

③ 講座参画意識も，家事育児意識も低いタイプ

　もっともやっかいそうに見えて，実は，このグループがいちばんやりがいがあるかもしれません。最初から積極性が低いので，それ以下にな

ることがないうえに，「面倒くさい」以外の偏見が少ないので，来てしまった以上，素直な心で参加してくれていることが多いです。

とりあえず来てくれたということは，妻の指示には逆らえないわけですから，そういう男性が家庭でどんなポジションにいるか，察しがつきますよね。その点をくんであげることができれば，意外に講座の終わり頃にはいい顔をしていたりするかもしれません。

④ 講座参画意識は低いが，家事育児意識は高いタイプ

家事育児をやっている（やる気がある）し，妻への理解もあるつもり，にもかかわらず，なぜ両親学級なんてところに連れて来られたんだ？というタイプ——本章の冒頭で紹介した「斜に構えた男性」にもっとも多いのがこのタイプです。意外に思われるかもしれませんが，見るからに斜に構えている人ほど，家事育児に対して自信をもっているものです。

私がこれまで講座をやってきた感触からすると，両親学級に来てくれる男性はこのタイプが圧倒的に多いです。いやいや，世の男性たちはそんなに家事育児をやってませんよ！って思いました？　私は「家事育児をやっている男性」とはいっていませんよ。「家事育児意識が高い」といっているんです。意地悪な言い方をすれば，「家事育児を『やっている気になっている』男性」ということです。現代のプレパパたち，意外と「まったくやる気がない」人よりは「オレ，やってるよ？」という人が増えてきています。

私がいつもターゲットに据えているのはこのグループです。先の助産師さんがイクメン夫さんと話がかみ合わなかった例も，まさにこのパターンです。家事育児を父親も頑張れ！という内容はさておき，そもそも講座に対するハードルが高いんだから，もっとそこを下げる工夫が必要なんじゃないの？というのが，夫のアドバイスの本意です。このグループに「家事育児を頑張れ！」「父親のやるべきことはこれだ！」「妻を労って感謝しろ！」という講座が無駄なのはわかっていただけますよね？　大事なのはそんなことではなく，「家事も育児もよくやってくれ

講座参画意識が低い夫たち

ると『妻から認められている』父親」は何が違うのか，を知ること。先の助産師さんの夫は，まさにアドバイザーに適任だというわけです。

このグループに多いのが，「頑張っている方向が違う」といわれてしまう人たちです。頑張れる力はもっているんです。それなのに，独りよがりになってしまったり，時間やお金の使い方が自分勝手だったり……。やってもやっても妻の満足度が上がらない。だから，妻が両親学級に連れてきたわけです。私は，これを少しだけ修正することが，自分のやるべきことだと思っています。

まずは「意識」の共有をしたうえで，どのグループをどのグループに引き上げるのかを考えてみましょう。

模範解答はありません。施設の数だけ答えがありますので，自施設と受講されるご家族のニーズに即した両親学級を模索していきましょう。

15 父親の自覚はいかに？

 父親の自覚は，いつ芽生えるのでしょうか？

　第1部の最後に，もう一度両親学級の初心に戻って，大きな視点で考えてみたいと思います。

　妊婦さんや，子育て中のお母さんから，上のようなことを聞かれた経験はありませんか？　または，もしかしたらパパのほうから「僕はいつになったら父親の自覚がわくんですか？」と聞かれたかもしれません。少なくとも私は，女性からしょっちゅうこの質問を受けます。皆さんなら何と答えますか？

　もちろん個人差があるので正解は出せませんが，質問に対して「個人差があるからなんとも……」では不親切ですよね。これをシェアできるのが両親学級です。

🐤 自覚の芽生えは子どもが生まれた時？

　以前，ある自治体が主催した両親学級（子育て講座）で，この質問をしてみました。受講者は全員が子育て中なので，すでに「生物学上は」父親・母親です。

　「父親の自覚は，いつ芽生えましたか？」

　女性にとっては，「あなたの夫は，いつ父親の自覚が芽生えたでしょうか？」という質問に言い換えられます。

　男女別に，いくつかのチームに分かれてディスカッションし，チー

ム内で出た意見をシェアしたところ，女性チームは非常に明確な回答「（夫に父親の自覚が芽生えたのは）子どもが生まれた時」で一致しました。「初めて抱っこした時」「立ち会い出産の時」「妻が退院して家に帰って来た時」など細かなシチュエーションの違いはあれど，おおむね出産直後，というのが女性陣の見立てでした。

　女性の皆さん（読者の皆さんはほとんど女性ですよね？）は，この意見について，どう思いますか？　私は，男として（笑）断固，主張したいわけです。中には，子どもが誕生する「前」に父親の自覚が芽生えていた人もいたんじゃないかと！

両親学級は父親の自覚を得るためにあらず

　そうしたら，女性の中には，「確かに妊娠中に胎児に話しかけたりすることで，自覚を培った面もあるかも……」という人も出てきました。そう思っていただけると，非常にありがたいです。

　でも，まだ足りません。「もっと前」，つまり妊娠前に自覚が芽生える，という可能性はないでしょうか。この時の女性陣は全員「妊娠前にはありえない」と答えました。でも私は，そうとは限らないと思っています。例えば，子どもをつくろうと思った時点で父親になる覚悟をする，ということはないでしょうか？

　こういったら，受講者の中の数人の男性が力強くうなずいてくれました〔そのうなずきを信じるかどうかは別です（笑）〕。ほかに例えば，不妊治療をする男性，里親になろうとする男性などは，どうでしょう。

　何をいいたいかというと，男は子どもが生まれてからでないと父親の自覚がわからないからかわいそう（のん気？）だよね，というのは女性の思い込みであるかもしれず，それが結果的に男性を「父親」から遠ざけているんじゃないかということです。

　私は，男性が父親の自覚を得づらいから両親学級をするのだと思ったことはありません。2人でつくった子どもを2人で育てていくにあたって「夫婦で考え，話し合う」トレーニングが必要だと思っているだけで

す。なので、「父親の自覚を得るため」と気張った両親学級プログラムをつくる必要はないと思っています。

抑うつ状態になりやすいのは熱心なお父さん？

　女性の思い込みかもしれない事例をもう1つ。両親学級に来るような男性はそもそも意識が高いから大丈夫だよね、という意見をよく耳にします。これについてはどう思われますか？　日々現場に向き合いさまざまな夫婦と対峙する皆さんだからこそ、「意識の低い父親をなんとかして両親学級に連れてきたい」と思うかもしれません（※ここで言う「意識」は「父親になる覚悟」のことです）。

　いっとき、男性が子育ての初期にうつ症状になる例がよく取り上げられました。私もよく「オトコの産後うつ」などと過激なタイトルで雑誌や新聞の取材を受けました。このように子育てでうつになる男性はどんな人たちでしょうか？　真面目な性格で、子煩悩で、できるだけ妻のサポートをしたいと思っている男性……。いわば、両親学級に進んで受講しにくるタイプのお父さんじゃないですか？　こういう人が、一生懸命家事も育児もやっているのに、評価されないとか、達成感を得られないとか、妻にやり方を非難されるとか……。そういった想定外の産後を迎えてストレスを抱えるんですよね。

　一方で、端から家事も育児も非協力的な父親がうつ状態になったという例は聞いたことがありません。

子育ては、夫婦が同じ方向を向いて

　子育てをするうえで、子どもを中心に夫婦が左右から子どもを見守る（図2）という構図は一見理想的に思えるかもしれませんが、夫婦どちらも子どものことしか見ていないというのはとても不安です。

　以前こんな話を聞きました。はたから見ると非常に育児に対する意識

15 父親の自覚はいかに？

が高く，いわゆる「イクメン」タイプの男性がいるんですが，妻との関係は冷え切っていて，家庭での夫婦の会話はほとんどないそうです。ある時妻が耐えかねて，子どもに悪い影響があると嫌だから，ちゃんと夫婦として機能するか，それができないなら離婚してほしいと切り出しました。そうすると，男性は言ったそうです，「夫婦関係は子どもの成長には関係ない。オレが育児をして，お前も育児をしていれば，子どもは健全に育つ」と。その後，各地で講座をする中でこのエピソードを紹介すると，意外にもこれに同意する男性は多いことがわかりました。

この夫婦も図2に違いありません。ですが，私にはこの状態が健全とはとても思えないんです。私が考える両親学級の役割は，子どもをはさんで夫婦が同じ方向を向く（図3）という構図へのきっかけづくりです。よく出産はゴールではなくてスタートだ，という言い方をします

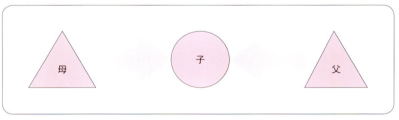

図2 夫婦が左右から子どもを見守る

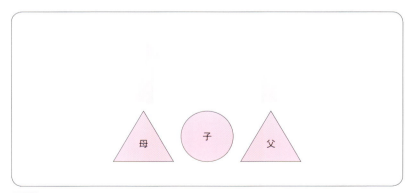

図3 子どもをはさんで夫婦が同じ方向を向く

が，まさにスタートラインに夫婦で立つイメージです。

　意識が高い人ほど図2のようになりがちです（父親だけでなく母親もそうです）。それを図3のように修正することができれば，あとは2人で軌道修正しながら家族生活を進めていくことができます。夫婦が協力していること，これ以上の願いはありません。親の自覚とは，こういうことではないでしょうか。

第1部のおわりに

　『助産雑誌』に「ワタナベダイチ式！　両親学級のつくり方」の連載をもったおかげで，全国いろいろな場所に呼んでいただき，専門職（助産師，看護師，保健師など）向けに「両親学級のつくり方講座」をする機会が増えました。

　そんな中，どこへ行っても必ず聞かれます。「現場としては，両親学級に来ない父親こそ引っ張り出してきたいんですが，どうやったら呼び込むことができますか？」と。

　これについては第5章，第6章でも各主催者さんの涙ぐましい努力を成功・失敗例ともに紹介しましたが，それにしてもよく聞かれるので，この問題についてもう少し掘り下げて第1部のまとめにしたいと思います。皆さんに最後の質問です。

両親学級に来たがらない父親をなんとか引っ張り出してきたとして，その人（夫婦）に何を伝えたいですか？

　第14章で，両親学級を受講する男性を4つのタイプに分けました（85頁参照）。でも実際には，相当数のプレパパがこの分類に当てはまらない人たち……。両親学級を受けていないわけです。もしこの人たちを強制参加させたらどうなるのか。

「どうやって連れてきたらいいか」問題は，結局これに尽きると思います。まさか，父親の自覚をもて！なんて言うわけじゃあるまいし，この人に何を言いたいでしょうか。もっと妻を労われ，と言いましょうか？　赤ちゃんがかわいくないのか？と言いましょうか？

これまで来たこともない種類の男性に届けるような言葉を，私たちはもち合わせているのでしょうか。来てから考える，では遅いですから，もしも無理にでも連れてくるなら，あらかじめ話す内容を準備しなければいけませんよね。

そもそも，進んで来てくれる男性にだって満足感をもってもらえないこともあるんです。嫌がる男性を無理に連れてくればさらにハードルが上がるのは必至です。妻が頼んでも来てくれないような男性をなんらかの強制力で連れてくるんですから，ちょっとやそっとの技術では太刀打ちできません。私だって，そんな人ばかり集まられても困ります（笑）。

きっと，そんな人たちに伝えるべき言葉が見つかったとしたら，集客に苦労することもなくなるのではないでしょうか。私たちの両親学級づくりのゴールはそこにあるような気がします。内容が伴えば呼び込むことができるはず——受けてもいい両親学級から，受けたい両親学級へ。私の目指す目的地もそこです。

理想の両親学級を目指して，現場でともに頑張りましょう！

両親学級のプログラムに関する

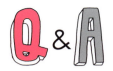

Q1 ① 家事育児に関心の高い父親，② 家事育児にまったく関心のない父親，どちらにも満足してもらうためには，どのようなプログラムを立てればよいですか？

A1 欲張って両立しようとせずに，どちらかに照準を合わせたほうがプログラムの作成・更新をしやすくなります。

　主催者別に見ていくと，NPO団体であったり地域の助産師会主催の場合，両親学級を見つけて申し込む夫婦はたいてい，ある程度夫婦の協力ができている場合が多いです（つまり ① が多い）。「もっと妻のことをサポートしたい」と思っている男性が多く来てくれます。

　一方で，産院が開催する両親学級の受講者は，それらと比べると「産院で勧められたから受講する」「初めての出産で何がなんだかよくわからないからとりあえず受講しておく」という夫婦が多くなるのは自然なことです。この場合，比較的 ② の父親が多いです。

　これら ① と ② がミックスされて，非常に苦戦を強いられるのが，自治体主催の両親学級です。自治体という強みを生かして広範囲に広報をしてくれるため集客を稼げるぶん，さまざまな進捗度合い（笑）の夫婦が受講するんですね。その場合，プログラムが物足りないと思う人も出てくるでしょうし，逆にまったく引っかかることなくぼ〜っと過ごしてしまう人もいます。自治体の学級担当者からよく相談を受けるのが，まさにここです。「広く市民が参加できるよう」に設定された講座というのというのはなかなかに酷です。

　対象者を誰にするかよく話し合って，必要とされるプログラムをつくりましょうね。

両親学級のプログラムに関する

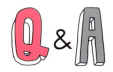

Q2 シングルマザーが受講を希望する場合はどうしたらよいですか?

A2 これは一見難しそうに見えて,実はとても簡単に解決できます。講座内容が「夫婦(カップル)受講」向けなのかそうでないのかを決めておくだけでいいんです。

夫婦受講のプログラムの場合は,残念ですがシングルマザーの方はお断りするしかありません。夫婦で育児をする,という前提が共有できない以上仕方がありません。

もしも夫婦受講に限定しない講座の場合は,完全に受講者1人ひとりで完結できるようなプログラムにしたうえで,シングルマザーの受講を認めることです。どちらも難しければ,助産師外来などで個別に対応するのが望ましいと思います。

Q3 妊娠中の夫婦から,子どもが3歳くらいの夫婦まで学んでほしいのですが,どんな内容にしたらよいですか?

A3 可能な限り,発達段階に応じて対象者を絞るほうがプログラムを設定しやすく,何よりも親切です(産前・産後か,産後でも新生児向け・乳児向けかなど)。

対象範囲が広ければ広いほど,事後アンケートに「妊娠中の情報が少なかった(妊娠7か月・女性)」「子どもが3歳なのでほとんど必要ない情報だった(産後3年・女性)」などの回答が出やすく,講師としてはやはり心が折れそうになるものです。

第2部で紹介する各学級も,テーマをかなり絞り込んでいることがわかります。やはり「誰もが対象」のものより対象者が絞られているほうが有意義なものになるようです。

両親学級のプログラムに関する

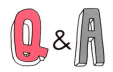

Q4 子ども同伴の参加者もいるので，できるだけ子どもを抱っこしながらできる（または，子どもも参加できる）ワークショップを入れるのはどうでしょうか？

A4 これはとても親しみやすいイベントのように見えて，まったくテーマが絞られていない（何をしたいのかが決まっていない）パターンです。

　子どもが参加できるものと夫婦が受講するものは分けて考えることと，可能な限り，ワークショップをするなら託児，または見守り託児くらいはあると親切です。ただ，産院が主催の場合に託児スタッフまで手配するのがたいへんなのもよくわかります。その場合は，「信頼できる方にお子さんを預けてきてくださいね」といっておくのも手です。

　夫婦向けの講座を受講するために初めて子どもを託児サービスに預けた，ということがよくあります。同様に，初めて子どもを置いて夫婦2人だけで外出した，という方もいます。夫婦で子育てをしていくうえで，他人に頼ることを経験するのは非常に大きな価値がありますから，その意図をもって開催すれば，託児つきでないということも決して不親切ではないんです。「預ける」きっかけをつくることにもなるので，子育て中の夫婦対象の場合は，お子さんは同伴しないというルールをつくってみるのも手です。

　もちろん，子どもにも楽しんでほしいという趣旨の講座もあると思います。その場合は全受講者に子ども同伴で来てもらわないと満足度に差が出ることに注意しましょう。

両親学級のプログラムに関する

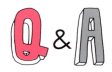

Q.5 同伴者として祖父母がいる場合もあるので，祖父母にも満足してもらえる学級にしてほしいです。

A.5 こういったリクエストはさすがに多くはないものの，ただ，年々増えてきている実感はあります。いわゆる「イクジイ・イクバア」（育児に積極的な祖父母）を目指す人が増えているのか，はたまた増やしたいという主催者側の思惑なのか。私はこれまで正式にこういった講座を実施したことはありませんが，それでも「親がついてきたので」ということで，わが子（妊産婦さんやそのパートナー）の両親学級受講をご両親が後ろで見学する，ということは過去に何度かありました。

　僭越ながら，もうそろそろ子離れ・親離れしましょう，と言いたくなります。もしくは，ご両親を安心できる人に預けてきてください（笑）。もちろん，10歳代で出産する夫婦の付き添いに親が来る，ということなら理解はできますが，私が経験したケースはいずれもそうではなく成人でしたから，それはシニア側がついてこないように配慮してほしいものです。

　主催者の意向もあると思いますが，イクジイ・イクバアを推奨するのでしたら，祖父母向け学級を設置するのもありですね。

両親学級のプログラムに関する

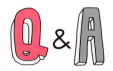

Q6 祖父母向け学級をする際に気をつけたらよいことはなんでしょうか？

A6 30年前と現代とでは妊娠期の過ごし方や育児のスタンダードが違いますから、それをお互いに認め合いながら産前産後をシェアしていく、というプログラムには私も賛成です。

　ただ、ときどき問題も起こるようです。祖父母が子育て講座を受講したことで積極的に育児に参画するようになる……ことを父親がよく思わない、というケースが少なからずあるようです。つまり、親になった以上夫婦で頑張って、自分たちで決めた方針に従って育児したいと思っているのに、自分が思っている以上に祖父母が干渉してくるのが腹立たしい、ということです。

　そう思うなら父親が育児を全部やってみろ、と思われるかもしれませんが、それをいっていたら両親学級なんてできません。父親というものは、やることはやらないけど言いたいことは言う、という非常に扱いづらい生き物です。私が言うんですから間違いありません（笑）。だからこそ、母親学級とは別に両親学級（父親学級）が必要になるわけで、そういう対象者が気持ちよく育児をやってくれるように伴走していかないといけないんです。

　ですから、これへの対処法は「祖父母の手を借りることについて夫婦で納得するための両親学級プログラムを先に受講する」——これに尽きます。両親学級の中で、祖父母の手を借りることのメリットやマナーを学べるパートを用意しておき、それを受講したあとに祖父母学級へ誘導するということです。

両親学級のプログラムに関する

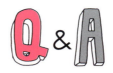

Q7 両親学級の所要時間はどの程度が最適でしょうか？

A7 両親学級という性質を考えると，貴重な休日に，または平日仕事を休んで夫も来てくれているという状況で，チャンスを最大限活用しようと思ったら，60分では物足りず，90〜120分は必要になってくると思います。妊婦さんがいる場合トイレ休憩をはさむことを考慮すると，やはり120分（うち休憩5〜10分）程度がいい頃合いかなという実感です。

それ以上になると，妊婦さんもしんどくなってきますし，夫も耐えられなくなってきます。会社勤めしている男性の場合，2時間ひと区切りなんですね，会議も打ち合わせも。ですから，それを超えると急激に集中力が落ちます。

ときどき，1日がかりで両親学級を組んでいる自治体のケースを目にしますが，それは不親切だと感じます。完全に主催者都合ですからね。連続講座にする，ご家族に取捨選択をさせるなどして，受講者にとっての最適なペースを考えないといけません。開催が目的ではなく，目的ありきの開催ですからね。

Q8 受講料はどう設定すべきでしょうか？

A8 産院での両親学級は「無料」派がやや多いかなというイメージです。「有料」の場合はおおむね1000円程度（1組）のようですが，中には出産費用に含めておいて受講料は無料とするケースや，仕入れ業者（ミルク，紙オムツなど）の宣伝を許可する代わりに設営などの手間を業者負担として無料開催する産院もあります。

第2部

ワタナベダイチが行く！

全国・両親学級レポート

1. 矢島助産院
2. 埼玉県助産師会 朝霞地区
3. 青葉レディースクリニック
4. JA長野厚生連 佐久総合病院 佐久医療センター
5. 小阪産病院
6. 吉村医院
7. 千葉県浦安市こども家庭支援センター
8. 赤川クリニック
9. 山口県立大学 別科助産専攻
10. 愛産婦人科
11. 黒川産婦人科医院

現役パパが
マタニティ夫婦の悩みを
受け止める「パパランチ」！

DATA 矢島助産院（東京都国分寺市）
取材日／2017年7月15日

　第2部では，私が実際に全国のお手本とすべき両親学級を取材して
得た現場のノウハウを紹介していきます！

プレパパに会える貴重なチャンス

　最初にお邪魔したのは，東京都国分寺市にある矢島助産院さん。同院
は開業から30年，院長の矢島床子さんのもと，「女性が女性らしく生
きるため一生を通して女性をサポートし続けること」をモットーに助産
業務を続けてきました。同時に，そのためには男性の力が不可欠との思
いから，開院から数年後に，夫婦で参加する「パパランチ」という企画
をスタートしました。

　矢島助産院さんでは，全5テーマからなるマタニティクラスのほ
か，中期学習会，後期学習会，Magiwa（出産間際の意味）クラス──
というように，産前の教室がとても充実しています。その中でも父親参
加を前提としているのは「後期学習会」のみ。できるだけご家族で参加
できるように土曜日に開講し，パパランチはその後期学習会終了後のラ
ンチタイムを利用して開催しています。後期学習会は同院でお産をする
場合に必須受講となりますが，パパランチは希望者のみの参加になりま
す。

後期学習会・パパランチ概要

- ▶**対象**：妊娠8か月程度の夫婦（母親の単身参加も可）
- ▶第1土曜日と第3土曜日開催
- ▶**定員**：10組程度
- ▶**後期学習会**：約2時間　　**受講料**：1500円（1家族）
  ※上の子は同時開催の「子どもクラス」に参加可能
- ▶**パパランチ**：約2時間　　**食事代**：1000円（1人）

　同院でパパランチを告知（宣伝）できるタイミングは2回です。まずは初めて同院でお産をする妊婦さんに同院の方針や受診方法などを説明する初回説明会の時。そして，後期学習会の予約をとる時にも再告知します。

　後期学習会について簡単に紹介します（表2）。後期学習会の担当は同院の助産師です。取材させていただいた日の受講者は5組。全員が経産婦さんのご夫婦で，1組は夫が仕事の都合で来られず単身参加でした。過去に同院での出産経験がある夫婦も2組いました。学習会の冒頭で参加者に自己紹介をしてもらいます。この日，学習会を担当した助産師の清水幹子さんは，妊婦さんには「どんなお産がしたいか」，パートナーには「旦那さんから見た家族はどんな感じか」を交えて挨拶をしてもらっていました。

　なかには初めて産院を訪れるプレパパもおり，表情が和らぐまでに時間がかかりますが，一方で助産師にとっても，その父親とは初対面です。清水さんは「お父さんに一度会っておくことで，立ち会い出産がスムーズになります。そのためにも，後期学習会にはできるだけご夫婦で参加してほしいし，私たちスタッフもそうなるように声かけをしています」と言います。

　オリジナルテキストを使った学習会は，笑いあり学びありで和やかに進み，パパランチにつながります。当然ですが，学習会の雰囲気がパパランチの進行にも大きく影響してきます。私の取材日にパパランチの

表2 矢島助産院の後期学習会

🕐 **タイムスケジュール 【約2時間】**

10：00	DVD上映
10：10	院長挨拶，スタッフ紹介
10：15	参加家族の自己紹介。その後，子どもたちは，「子どもクラス」のため別室へ移動
10：30	妊娠後期の様子：お産のまえぶれ，お産の進行，入院までの夫のサポートについて，入院のタイミング，立ち会い出産について，分娩時の異常について，産後2時間の注意点，入院準備，入院時のことなど
11：50	お産のDVD鑑賞
12：00	質疑応答，終了

ファシリテーターを務めていた湯浅期弘さんは，学習会の終わる15分ほど前に会場に到着し，参加者の雰囲気を真剣に感じ取っていました。

ごく普通の男性が，パパランチを運営

妊婦さん夫婦が食事をしながら悩みを分かち合う，パパランチ。ファシリテーターを務めるのは産院のスタッフではなく，ごく普通の会社員の男性たちです。20年以上の歴史をもつパパランチは，現在では出席者とファシリテーターがともに昼食をとりながら，プレパパやプレママの悩みを全員で共有するスタイルですが，このスタイルになったのは，ここ7年ほどのこと。それ以前は，年配の男性講師によるいわゆるランチョンセミナーのような講義スタイルで，主に子どもの幼少期の成長

などを学んでいたそうです。

　ですが次第に，「せっかく夫が参加する貴重なチャンスを，産後に父親として子育てに気軽に参加できるようなきっかけにできないか」という声が参加者のプレママから上がるようになったんだとか。そこで，清水さんらスタッフを中心に刷新に取りかかり，講義スタイルをやめ，少しお酒を飲みながら子育ての仲間をつくれる対話形式にすることとしました。講師も，よりプレパパ・ママの世代に近い現役子育て中のパパたちに世代交代することになりました。

　新たな講師を選抜した際の基準は，

❀ **同院で立ち会い出産を経験したことのある父親**

❀ **人前で話すことが苦でなく，ファシリテートができる**

――という点。これらを踏まえ，産院スタッフが4名の父親を選出しました。その後メンバーの増減があり，卒業した方も含めるとこれまで11名がかかわってきたのだとか。取材当時の現役パパ講師は総勢7名。全員が会社員など仕事をもっている男性なので，都合を合わせながら交替で講師を務めているそうです。

　この日のファシリテーター湯浅さんは，ごく普通の会社員ですが，4児の父で，4人全員のお産に同院で立ち会っているという，立ち会い出産経験数ピカイチの父親。7年前の世代交代の際に最初に名前が挙がったそうです。

🐾 プレパパも設営に参加してもらう

　後期学習会が昼の12時頃に終了すると，すぐにパパランチのスタートです（表3）。産院スタッフの声かけが実り，この日は学習会参加者の全員がパパランチに参加することになりました。ファシリテーターが清水さんから湯浅さんに交替します。湯浅さんの最初の声かけは，「パパたち，テーブルを出すのを手伝ってくださ〜い」。

　湯浅さんのリードで，車座で学習会をしていた会場にプレパパたちがテーブルを並べていきます。湯浅さんによると，このテーブルを並べる

表3　矢島助産院のある日のパパランチ

🕐 **タイムスケジュール** 【約1時間50分】

12：00	パパランチ準備
12：05	乾杯，湯浅さんの自己紹介など
12：20	出前ランチ到着，「いただきます」
12：45	質問タイム
13：40	片づけ
13：50	解散

作業がパパランチの「導入」になっており，準備しながら，この日の参加者の様子を観察したり，プレパパたちとの最初の会話の接点をつくっているそうです。

　テーブルを並べ終えたら夫婦ごとに座ってもらい，ビール（飲めない方や妊婦さんにはノンアルコールビールかお茶）が配られます。乾杯の音頭は院長の矢島さんです。乾杯後ほどなくして，矢島さんや助産院スタッフは助産業務に戻るために退室します。ここから先は湯浅さん1人にすべてが任されることになります。

　スタッフは意図して退室しているわけではないそうですが，ファシリテーターにとっては，助産院関係者がいなくなることには意味があると言います。「スタッフにも聞きにくいことがある場合もありますから，スタッフではなく実際に出産体験をした者の目線で，聞いて答えられる時間は大切だと思っています。助産院への希望やご意見もあるかもしれませんので，その場合は当事者にかわって助産院に伝えることもできます」と湯浅さん。

🐤 参加者の緊張をほぐす出産エピソード

　乾杯のあと，湯浅さんからパパランチの簡単な趣旨説明があります。まずは全員で食事をし，食事が終わった頃に質問タイムをつくって全員に発言してもらうことを約束しました。「何を聞いても大丈夫ですし，『何がわからないかもわからない』ということでもいいです」と補足します。

　とはいっても，皆さん初対面の家族同士で食事となると緊張感もありますし，このまま質問タイムに突入してもさほど盛り上がらずに終わってしまう不安もあります。そこで湯浅さんが，参加者の緊張をほぐす工夫をしていました。

　ランチを食べながらさりげなく，同院で立ち会い出産をした時の出産エピソードを語るのです。湯浅さんの妻は，お産に数日かかってしまったり，かなりの出血量があったりと，湯浅さんいわく「毎回壮絶なんです（笑）」とのこと。そんな壮絶なお産でも4回すべて同院で乗り越えることに成功しており，この話にプレパパたちは興味津々。一方の妊婦さんたちには，そんなにたいへんな状況でもお産を乗り越えられる場所なんだ，と安心感を与える効果もあるのだそうです。

　そうして場の雰囲気を和ませたうえで，ほとんどの家族が食べ終わったのを見計らって質問タイムを切り出します。ひとしきり湯浅さんが自身の立ち会いエピソードを話しているので，立ち会い出産に関する不安や質問が多く寄せられました。「2人目の立ち会いってどんな感じです

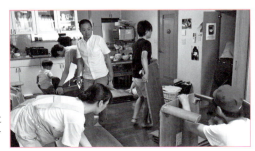

設営・片づけはパパたちが中心になって行なうようファシリテーターが誘導する

か？ 上の子はおとなしくしていられますか？」「2人目の産後，妻の入院中はどうやって上の子と生活していましたか？」「立ち会いに子どもを同席させると子どもにとっても勉強になりますか？」など。もちろん，もっと基本的な「夫がいない時に陣痛が来たらどうしたらいいですか？」「ベビーベッドはあったほうがいいですか？」といった質問も出てきます。ある男性からは「今考えると立ち会いの時に夫としてやっておけばよかったと後悔していることはありますか？」といった真剣な質問も飛び出しました。湯浅さんは女性の不安を解消できるよう親身に答え，また，男性の疑問も同性として理解できるというスタンスで，丁寧に答えていきます。

　序盤は「湯浅さんと質問者」という1対1のやりとりが続きましたが，次第にほかの参加者も加わって意見交換するようになり，1時間ほどの質問タイムはあっという間に過ぎました。

自分を受け入れてもらえる雰囲気をつくりたい

　現在7名いるパパ講師ですが，ファシリテートの仕方は各講師に任されているのだそうです。自分が話すことのシナリオをつくってくる人もいれば，湯浅さんはそういうものはなく，当日参加者を見ながら話題を調整しているとのこと。

　助産院スタッフから見ても，7年前にパパランチのスタイルを一新したことで，「参加したパパの積極性が増したと感じる」「立ち会い出産

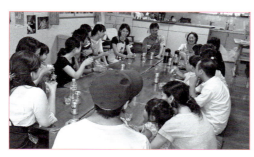

パパランチの乾杯シーン。奥の席右が矢島床子院長，左が湯浅期弘さん

の時に，パパが上の子の面倒を見ていて夫婦の役割分担ができている」「産後の心のケアも重要だとパパたちが理解している」など，大きな効果が感じられるそうですが，それでも湯浅さんは，「毎回が反省の連続です」と言います。「参加者からの質問に的確に答えられていたのか」と，いつも思い返しているそうです。

　そんな湯浅さんにとってもっとも思い出深い質問は，2人目を妊娠中の経産婦さんから尋ねられたこんな質問でした。「1人目の産後に，子どもをたたきたくなってしまったり，殺してしまいたくなるほど思いつめることがありました。私はおかしいでしょうか？」と。これほど他人に話しづらい悩みをよくシェアしてくれたなと湯浅さんは大きな衝撃を受けたそうです。

　湯浅さん個人にとってのパパランチのテーマは「自分を受け入れてもらえる雰囲気をつくること」。上の質問は，きっとそれができていたからこそ発せられた，率直な悩みの吐露なのだと達成感を得られたとともに，ファシリテーターとして真剣に向き合わなければいけない難しさも感じた瞬間だったと言います。

　自分を助けてくれる人が誰もいないと，子どもが犠牲になってしまうかもしれない。でも，今こうして子どもも，お母さんも生きているということは，助けてくれる人がわずかでもいたからではないでしょうか。矢島助産院はそういう人がいつでも来られる場所です——湯浅さんはこう答えたそうです。

専門職の手を離れた両親学級

　本書「はじめに」（iii頁参照）でも触れましたが，2015年11月号の「助産雑誌」にて，「父親の育児参加をうながす『両親学級』とは」というテーマで汐見稔幸先生にインタビューさせていただきました。その中で，両親学級をいったんお父さんたちの自主運営に委ねて専門職はアドバイザーに留まる，という形式が今後求められるのでは？というお話をうかがいました。今回のパパランチが，まさにその一例ではないかと感

じます。

　現状パパランチへのプレパパ出席率は8割程度といいますから相当の努力と思われますが，同院としては当然出席率100%を目指しています。マタニティクラスなどで夫婦関係の話題が出たりすると，スタッフはすかさずパパランチをプッシュするそうで，「全プレパパが出席してくれるよう，スタッフ全員で声かけをしています」（清水さん）と語ります。

　産院スタッフの手から運営を手放すのは大きなチャレンジだと思います。ですが，講座自体を他者に委ねても，集客やその後のフォローで産院スタッフが果たす役割は大きいです。専門職とパパ講師が二人三脚でつくりあげてきたという点で手がかかることは間違いありませんが，決して真似できなくはない矢島助産院さんのパパランチ。「父親を子育てに巻き込んでいく」という課題解決のヒントになりそうです。

後日談

　最近のパパランチ受講者の様子を清水さんにうかがうと，「できる限り子育てに協力をしているパパが多くいらっしゃるように感じます。子育ては妻の仕事という，一昔前の雰囲気はあまり感じられません」とのこと。

　プレパパの興味を引く話題としては，成長過程での子どもの心や身体が変化する時期についてだそうで，男の子であれば，「ママ！　ママ！」とお母さんを頼りにする時期から急に男に変わる時，女の子であれば比較的心の成長が早いことなどを話すと，受講者から「自分も昔そうだった！」といった声が上がり，座に笑顔があふれるようです。

　湯浅さんも「少し前までの男性的なロジカルな話を求めるという雰囲気から，ざっくばらんに笑いながら和気あいあいという印象に変わってきていると感じます」と言います。

　一方で，誘ったけど来てもらえなかった・都合がつかず来られなかったといったプレパパについては，健診に来た時や立ち合い時，産後に直接話して，不安な点を解消するよう努めたり，プレパパにもバースプランを書いてもらうよう促しているそうです。

2

「産後劇」で産後を
リアルにイメージ！

DATA 埼玉県助産師会 朝霞地区（埼玉県志木市，和光市など）
取材日／2017年6月22日

　埼玉県内の自治体主催両親学級に「産後劇」を取り入れている助産師さんがいます。健康増進センターで行なわれる両親学級を担当する櫻井裕子さんと，子育て支援センターの両親学級を担当する松本宏美さんです。

　2人とも，2017年度から自身が担当する両親学級に「産後劇」を導入したのですが，その経緯について，まずは産後劇誕生のきっかけとなった助産師会のイベントのことをうかがいました。

🐤 産後のリアルを伝えるために演じた「産後劇」

　きっかけは，年に一度県の助産師会が主催する一般向けイベントで，自分たちの地区が担当になったことでした。県内の妊産婦さんや子育て中の家族に，助産師との接点をもってもらい，助産師の存在や活用方法などを知ってもらうことを目的としたイベントでした。その中で，志木市や和光市など朝霞地区の助産師有志で何か発表をすることになっており，櫻井さんたちは，知恵を出し合いました。

　自分たちが普段課題に感じていることを，通常の助産業務ではない「イベント」という場で扱えないだろうか？　仲間たちからは，新生児訪問をする中で「こんなはずじゃなかった」「こんなにたいへんとは思わなかった」という声が多いとの指摘がでました。イベントを通して，

少しでも当事者である妊婦と，そのパートナーに産後のリアルを届けられないだろうか，という意見だったそうです。そこで，発表のテーマが，「産後のリアルをマタニティ夫婦に伝える」に決まりました。

では，どんな方法で伝えるのが効果的か。スライドを使った講演，パネル展示，パネルディスカッション……。櫻井さんを中心に「産後」と名のつく勉強会や当事者向けのイベントに参加し，自分たちの発表方法を模索しました。その中で櫻井さんが気づいたことは，一方的な講義・講演では当事者に産後のリアルを伝えるのに限界があるのでは，ということだったそうです。

いちばんの難関は，「想像してもらうこと」。そう考えた櫻井さんは，視覚に訴えるために「劇」という手段を使うことを思いつきました。産後によくあるトラブルを劇で表現する——そうと決まると，オリジナル産後劇『さんばと産後を考えよう』は，あっという間に書きあがったそうです。

この中で，櫻井さんが設定した登場人物は以下のとおりです。

❀ 洋子

35歳（初産）。大学を卒業しバリバリ働いたあと，職場結婚。結婚5年目に自然妊娠。出産育児については念入りに調べて準備万端。

❀ 洋

38歳。エリートサラリーマン。社内で「イクメン」を宣言している。

❀ 洋子の実母

専業主婦。初孫の誕生を心待ちにしていた。

ストーリーは，バースプランばっちりで出産を終えた洋子夫妻の産後から始まります。退院して自宅に戻ると，「産後の準備」を何もしてなかったために，夫の思い描く「イクメン」像と，洋子が現実に夫にやってほしいことがかみ合いません。例えば，退院直後のシーンでは，こんなセリフが出てきたりして，洋子を苛立たせます。

洋子「これから2人で頑張ろうね！　ところでお腹すいたね。お昼どうしようか？」
洋「ああ。退院してすぐなんだから，簡単なものでいいよ」
洋子「え？　私が用意するの？」
洋「オレ，ベビ子（赤ちゃんの名前）見てるから。イクメンだよな〜オレって！」

さらに，実母がサポートに来てくれるのはありがたいのですが，母の世代の育児スタンダードを押し付けられ，それにもストレスを感じます。

洋子の実母「洋子ちゃん，やり方が違うんじゃないの？　おっぱいは足りてるのかしら？　ミルクは飲ませないの？　そういうところで意地になるとよくないわよ。ミルクだって練習しておかないと預けられなくなるでしょ？」

櫻井さんが脚本・監督を務め，地区の助産師さん3名で演じた産後劇。3人による劇は10分ほどですが，ひとしきりここで産後の「あるある」シーンが続き，洋子が消耗し……と，産後の悲劇で終わるわけではありません。後半がまた面白いのです。

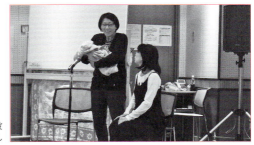

産後劇のワンシーン。左から洋役の松本さん，洋子役の高瀬洋子さん

産後のリアルを伝えるために演じた「産後劇」

🍼 カウンセリングシーンまで描くことでよりわかりやすく

　ここでもう1人演者（こちらも助産師）が加わり，アドバイザーとして，この3人の家族をカウンセリングするんですね。劇中のワンシーンを振り返り，「この時洋子さんはどう思った？」「洋さんはどうしてこう言ったの？」「お母さん（洋子の母）はどんな気持ちでこれを聞いてましたか？」などと演者に尋ねます。

　これは，お客さんの中に初めての妊娠中の方がいる場合，劇の中のナンセンスなシーンの意味が理解できない可能性があるからです。それに対して，「産後ってこんなことでも気になるんだよ」「こんな状態で，夫がこんなことをしたら，怒りたくもなるでしょ？」という解説の役割を果たしています。

　私も実際に録画映像で拝見しましたが，確かに一方的な講義で「産後ってこんなことでも気になりますからね」「妻がこんな状態の時，夫はこうしなければいけないんです」と聞かされて，右から左に流すだけでなく，当事者たちが壇上でカウンセリングを受けているシーンを見ることで，はるかに現実のものとして受け止められると感じました。

　カウンセリングの最中，アドバイザーが積極的にお客さんに話を振り，感想を求めたり，質問を受けたりします。中には子育て中のママに付き添ってきた祖母世代の方からの感想もあったり，男性から昨晩の家事についての反省の弁が述べられたり（笑），肝心な妊娠中の女性からも「産後は里帰りする予定ですが，私の母は保育士なので，子育てにつ

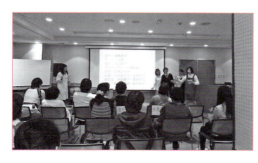

劇の最後は，出演者全員で「助産師を活用してください」とアピール。前方右端が櫻井さん

いていろいろ言われることになりそうと思いました。今のうちから母とよく話しておこうと思います」という，企画の意図通りの発言もありました。

劇本編10分と，アドバイザーによるやりとりが20分ほど。正味30分で，産後のリアルを伝え考えさせるには大成功の産後劇のように思われました。ですが，かかわった助産師さんたちにとっては，そうではなかったようです。

マタニティ期の夫婦に伝えるために

当初の目的，「産後のリアルをマタニティ夫婦に伝える」の「マタニティ夫婦に」の部分が実現していなかったんです。この日，産後劇を見に来てくれた大勢の人たちのほとんどが，産後の方や祖母世代で，マタニティ期にある参加者はわずか3名。しかも，すべて妊婦さんが単身で見に来てくれていました。妊娠中の夫婦に見てほしかった……という思いが，産後劇スタッフに共通して残り，「妊娠中の夫婦に見てもらうまでは産後劇をやり続けたい」という信念を抱かせたんだそうです。

行政の両親学級の講師を務めている助産師さんたちは早速，自治体の担当者に産後劇の導入を打診しました。行政の両親学級で新しいプログラム（しかも劇！）を導入するのはなかなかハードルが高いと想像しますが，幸いにして松本さんと櫻井さんが務める講座で担当者の理解を得られ，即採用となりました。

県内の子育て支援センターの両親学級で産後劇を導入した松本さん（表4）。センターの職員さんたちが乗り気になってくれ，演者をやってくれることになりました。そして，演者たち自身が産後劇のシナリオを制限時間に収まるようにショートバージョンにアレンジしてくれたそうです。アドバイザー役は松本さんが担います。

採用前の両親学級では，「産後の経過」について15分程度講義していたものの，受講者は「自分の産後は大丈夫だろう」とさして関心も

表4　松本さんが勤める子育て支援センターの両親学級

🕐 **タイムスケジュール** 【約5時間10分】

時間	内容
10：00	オリエンテーション，参加者の自己紹介
10：25	講義：妊娠中後期の過ごし方，お産の準備と経過，歯科のこと
10：45	グループワーク：妊娠・出産に伴って気になっていること，心配なことなど
11：00	休憩
11：10	講義：産前産後の栄養，離乳食について
11：45	昼食休憩
12：25	講義：新生児の特徴など
12：55	産後劇，グループワーク
13：15	沐浴デモンストレーション，沐浴実習 ＆ 妊婦体験
14：35	講義：子育て情報，手遊び絵本について
14：55	施設見学
15：10	まとめ，連絡ほか，解散

なさそうな様子だったと言います。しかし，産後劇を導入すると，劇5分，カウンセリングシーン5分という短い時間にもかかわらず，受講者の集中度がぐっと高まり，その後のグループワークで「産後に夫婦間のトラブルがあると聞いたことはあったけど，リアルに感じたのは初めて」という感想も出たのだとか。

松本さん自身，妊娠中の夫婦に届いた！と実感したそうです。

表 5　櫻井さんが勤める志木市健康増進センターの両親学級

🕐 **タイムスケジュール　【約 2 時間 10 分】**

9：30	オリエンテーション，保健師による「赤ちゃんが生まれたら必要な手続き」について
10：10	講義：助産師による「パパママになる準備とお産の経過」について
11：10	産後劇，グループディスカッション
11：40	質疑応答，解散

※適宜 10 分休憩をはさみ，交替で妊婦体験ジャケットを着用

劇の感想をディスカッションし発表

　志木市の健康増進センターの両親学級で産後劇を導入できることになった櫻井さんは，演者 2 人でできる新たなシナリオ『産後のあるある』を作成しました（表 5）。先ほどの産後劇を場面ごとに 3～4 編のショートストーリーに編集したもので，保健師さん 2 名（夫婦の設定）に演じてもらい，櫻井さんがアドバイザー役をしています。

　その後，グループディスカッションです。5 人くらいずつのグループに分かれて，今見た劇の各シーンについて，感想や，「こうすべきだったのでは？」という意見，または子育てをするうえで「こんな便利な方法がある」などの解決策を出し合います。

　ディスカッションの最中にも一工夫。櫻井さんは各グループを回って耳を傾け，目星をつけた人に「それ，あとで発表してくださいね」と声をかけておきます。こうすることで，このあとの発表の際に誰が発言するかを決めるのに時間がとられなくなるそうです。

　『産後のあるある』を導入してから，受講者から「本に書いてない産

後を知れた」「具体的で想像しやすかった」などの感想があり，櫻井さんもやはり，妊娠中の夫婦に「産後のリアルをイメージしてもらう」ことへの手応えを感じていると言います。

　最近では，その評判を聞いたほかの地域の助産師さんや保健師さんから，脚本を譲ってほしいという依頼もあるそうで，遠く四国からも「自分たちも劇をつくってみたがうまくいかないので，ぜひ使わせてほしい」とリクエストされたんだそうです。櫻井さんは，「脚本があれば誰でも演じることができますから，遠慮なくご連絡ください。ぜひ，実際に活用した感触なども教えていただけると嬉しいです」と言います。

　埼玉県助産師会朝霞地区で考案された産後劇。演者とアドバイザー合わせて3〜4名のスタッフがいれば実演することができ，大きな効果が得られています。「産後をイメージしてもらう」という課題をもつ助産師さんの強い味方になるはずです。

後日談

　そのあとも各地の助産師さんからシナリオ提供を求められているそうで，櫻井さん自身，産後劇の広がりを実感しているそうです。産後劇の醍醐味はやはり，劇を見たあとにどのようにアウトプットしてもらうか，というところ。劇を見ただけではなかなかプレパパには響きづらいそうですが，劇の内容について男女別のグループワークで感想・質問などを出し合うと，意識の違いが浮き彫りになり，男女ともに新たな気づきを得られるのだそうです。

　劇のシナリオについては，櫻井さん自身が新生児訪問などで得られた産後の母親たちのグチ（笑）を，いかに事前に解消しておけるか，という視点でもストーリーに反映させています。最近では，「強烈な義母」登場編という新たなバージョンもでき，好評を博しているとのこと。気になる方は，ぜひぜひ櫻井さんにお問い合わせくださいね！

3

夫婦でイメージトレーニング！
産後に特化した両親学級

DATA 青葉レディースクリニック（福岡県福岡市）
取材日／ 2017 年 9 月 30 日

　続いては，産後を想像し，家事・育児の分担を夫婦で考えるワークを実践している両親学級の紹介です。月に 2 回の学級のうち 1 回は平日にもかかわらず，ほぼ毎回定員に達してしまい，キャンセル待ちが出るという大人気の学級。仕事を休んでも受講したい（または，仕事を休ませてでも夫に受講させたい）！と思わせる学級を見学させていただきました。

5 名の助産師がメインとサポートをローテーション

　福岡県福岡市にある青葉レディースクリニックさん。こちらで両親学級がスタートしたのは 2016 年 1 月です。同院ではスペースの都合で母親学級に夫の同伴を認めていないため，妊婦健診以外では，両親学級が夫たちとの唯一の接点になります。

　当初は月に 1 回，土曜日の開催でしたが，すぐに人気となり，間もなく月に 2 回開催することになりました。それでもキャンセル待ちがあり，希望者全員に受講してもらえないという状況。受講枠の関係で初産限定としています。

　学級の際のスタッフは 2 名，メインのファシリテーターが 1 名と，サポートが 1 名です。同院の助産師全 24 名のうち，取材当時学級を担当できる助産師は 5 名でした。メインを固定することなく，ローテー

3 夫婦でイメージトレーニング！ 産後に特化した両親学級

ションでメインとサポートを回し，その他看護師がサポートに入ることもあるそうです。

両親学級概要

- ▶**対象**：同院で分娩予定の夫婦（初産で希望者のみ）
- ▶月2回　第4水曜日と第4土曜日開催
- ▶**定員**：6組
- ▶**受講料**：無料

妊娠中の話は学級の前半のみ

　取材当日のメインファシリテーターは，吉留亜希子さん。同院の両親学級プログラムを一からつくりあげた助産師です。サポートには，学級開始当初からファシリテーターメンバーに加わっている助産師の串間愛子さんが入りました。

　学級開始時は夫婦ごとに座っていますが，ファシリテーターによる自己紹介と学級の趣旨説明のあと，すぐに男女のグループに分かれて，受講者同士で自己紹介をします (表6)。自己紹介の内容は「名前，出産予定日，子どもの性別，今困っていることや聞きたいこと」。各グループにスタッフが1名ずつ入り，進行をフォローしていきます。男性グループなど，あまり話が盛り上がらずに時間を持て余してしまった場合

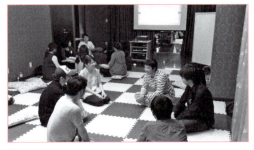

男女に分かれて自己紹介。スタッフが1名ずつ入る。奥の女性グループの正面が吉留さん。手前の男性グループ内の女性が串間さん

表6　青葉レディースクリニックの両親学級

🕐 **タイムスケジュール　【約 2 時間】**

時間	内容
14：00	学級開始。ファシリテーター自己紹介と学級の趣旨説明
14：05	男女に分かれて，自己紹介タイム～終わったらもとの席（夫婦）に戻る
14：10	妊娠中の過ごし方レクチャー
14：20	DVD 鑑賞（出産シーンの映像，沐浴の手順）
14：50	休憩
15：00	産後の生活レクチャー，家事・育児分担ワーク
15：35	産後の女性の精神的な変化のレクチャー
15：50	助産師が詩を朗読
16：00	解散

には，助産師さんが「○○さんのおっしゃったこと，ほかの方はどうですか？」などと膨らませていくそうです。

　自己紹介タイムが終わると再び夫婦ごとに座り，前半は妊娠中の過ごし方や，DVD を用いた沐浴指導などを行ないます。休憩をはさんで後半になると，テーマは退院後の過ごし方に移ります。いよいよ，同院名物「家事・育児分担ワーク」です。

🎶 産後の家事分担は，夫婦でよく話し合って決めて

　会場に円になって座り，真ん中には単語カードくらいのサイズに切ったさまざまな色の画用紙を広げます。各夫婦 1 枚ずつボードが配ら

れ，ボードの左右を「ママ」ゾーンと「パパ」ゾーンに分けます。これで準備完了です。

まず，男性たち1人ひとり順番に，日頃行なわれている家事を1つずつ挙げていってもらいます。例えば最初の男性から「食事の後片づけ」が出たとします。そうしたら，場の色画用紙の山から，受講者のパパたち全員に「食事の後片づけ」と聞いてイメージする色の画用紙を1枚選び取ってもらい，そこにペンで「食事の後片づけ」と記入してもらいます。これをつぎつぎにくり返していき，これ以上家事が出てこないというところまで続けると，わが家の家事カードがそろいます。

次に，女性たち1人ひとり順番に，これから行なうであろう育児に関する項目を1つずつ挙げてもらいます。例えば「オムツ替え」と出ます。受講者のママたちには色画用紙の山から「オムツ替え」でイメージする色を選んでもらい，同様に記入。育児項目が出てこなくなるまで続けます。

そこまでできたら，現状の家事の分担状況を，ボードのママ・パパの各ゾーンに画用紙を置いていくよう指示します。例えばママが主に担っている家事はママのゾーンに。夫婦でおおむねシェアしている家事はママとパパの境目に。という具合です。わが家で行なわれているすべての家事のカードを配置したら，現状の家事分担の視覚化の完成です（125頁写真上）。

ここで産後の女性の体調変化や回復のスピードについてのレクチャーがあり，「今度は，産後の家事・育児分担をイメージして，育児のカー

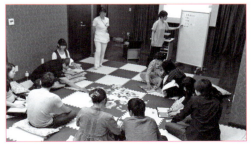

家事分担ワークショップの様子。色とりどりの画用紙の山を囲んで実施

ドを置いてみてください」と受講者に伝えます。産後の話を聞いたあとですから，単に育児のカードを追加するだけではなく，夫婦ともに現状の家事も見直す必要性に気づきます。それぞれの夫婦が「お風呂掃除はできなくなるのかな？」「買い物はどうする？」など，現状の家事をどう調整するかを話し合い始めます。いくつかの家事の主担当を変えることにする夫婦もあれば，「家事は夫，育児は妻」のように分ける夫婦も（125頁写真下）。

では，この場で産後の家事・育児分担を完璧につくり込むのかというと，そうではありません。ある程度考えてもらったあとは「カードを持ち帰って，今夜夫婦でもう一度よく話し合って考えてみてくださいね」と，続きを受講者に委ねます。

ちなみに，さまざまな色のカードを使う理由は，色彩の心理学において「苦手意識のあるものをイメージすると濃い色を選びやすい」傾向があるからだそうです。つまり，プレパパが苦手に思っている家事，プレ

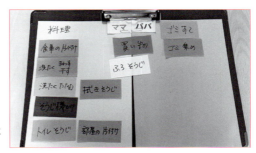

ある夫婦の「現状」の家事分担。ボード左側（「ママ」の分担）に多くが集まっている

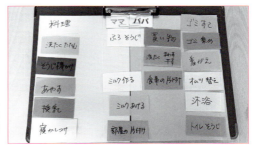

「産後」の家事・育児分担イメージ。右側（「パパ」の分担）と中央（夫婦で協力）のウェイトが増している

産後の家事分担は，夫婦でよく話し合って決めて

ママが不安に思っている育児を知るための一助になるということです。その後，産後の精神的な変化についてもレクチャーし，最後に詩を朗読して2時間の学級が終了しました。

「産後のほうがキツイ」発言に衝撃

2時間の学級の後半はほとんど「産後の話」でした。どうして，ここまで産後に力を入れているのでしょうか。

取材時点で吉留さんは1歳になったばかりの1児の母でしたが，両親学級の構想を練り始めた時は，まだ妊娠する前でした。きっかけは，吉留さんがお産を取り上げた看護師仲間の一言だったそうです。

「お産した時は確かにとても満足だった。でも，お産の思い出も忘れるほど，産後がキツイんだよね」

ちょうどこの頃，吉留さんの中にも「いいお産をすれば，産後は間違いなく快適に過ごせる」という信念と，徐々に脚光を浴び始めていた「産後ケア」の重要性との間で葛藤が生まれている時期だったと言います。

気の置けない友人が言ってくれた言葉が，吉留さんに「いいお産をしても，産後につらい思いをしている人がいるんだ。やっぱり，妊娠中から産後についての話をするべきだ」と思わせるきっかけになったそうです。

吉留さんは，さまざまな書籍も参考にしながら，「産後の過ごし方」をレクチャーする両親学級の企画書を作成し，助産師長と院長の開催許可をもらいました。

しかしたいへんだったのは，そこからです。学級を開催するとなったら，運営も告知も，助産師全員の力を借りなければいけません。ですが，全員の理解を得るのは簡単ではありませんでした。「お産の話だって足りないくらいなのに，産後の話を妊娠中にするの？」「普通，両親学級といったら，妊婦体験やオムツ替えをするものじゃない？」という反応もあったと言います。もちろん，吉留さんにもその気持ちはよくわかりました。自身も少し前までは，「いいお産こそすべて」と思っていたのですから。

一方で，賛同する助産師さんも現れました。「有志のメンバーでできる範囲で，とりあえず始めてみよう！」こうして，吉留さん含め4名の助産師さんで両親学級をスタートさせることになりました。

パパに受け入れられなかった初期のプログラム

　鼻息荒くスタートした両親学級でしたが，開講当初を振り返ると「パパたちには受け入れられてなかったですね」と吉留さんは言います。産後のたいへんさを徹底的に伝えるというテーマが，ストレートに「産後のママはたいへんだから，家事・育児は全部パパがやるように」という内容になっていたのだそうです。

　家事・育児分担ワークでは，「『産後』のママは『授乳』のカード以外は置かない。ほかのカードは全部パパのところに！」という徹底した指導をしていました。ある時など，受講したプレパパが「仕事も忙しいのに，これ以上どうしろっていうんですか！」と噛みついてきたこともあったと言います。

　メンバーで話し合った結果，夫婦の家事分担はそれぞれのやり方があって当然という結論になり，取材時のように「家事分担は帰宅後夫婦でよく話し合っておきましょう」という締めに修正しました。この変更は「パパたちに受け入れられた感じがする」（吉留さん）と言います。

　また，そうした助産師にはわかりづらい「男性の感じ方」をつかむために，事後アンケートも実施しています。産後3か月ほど経った受講者宅にアンケート用紙と返信用封筒を送付し，送り返してもらうようにします。夫婦両者に記入してもらう方式です。

　事後アンケートを実施して驚いたのが「沐浴指導をしてほしかった」という感想の多さだったそうです。取材時点では沐浴のDVDを鑑賞する時間がありましたが，開講当初はなかったそうです。男性からは「沐浴指導があると思っていたのに」と残念がる感想，女性からは「沐浴指導がなかったので，産後夫がまったく沐浴をしなかった」という恨みつらみが……。

沐浴実習は効果が期待できないと考えていた吉留さんでしたが，師長から「子育てのとっかかりとして沐浴が必要なパパは多いかもしれない」というアドバイスをもらい，DVD鑑賞を追加したのだそうです。

ファシリテーターが切磋琢磨をくり返す

現在，キャンセル待ち解消のために開催数を増やしてほしいという声があるほか，経産婦さんからも開催を希望されているそうですが，人手が足りないために実現には至っていません。学級のファシリテーターは手挙げ制（やりたい人がやる）のため，現状のメンバー数では月に2回の開催が精一杯です。

「強制的にやらされるのではなく，両親学級の重要性を感じた助産師が積極的にやるべき。だから私たちも，仲間の助産師全員から協力を得られるように結果を出していきたい」と吉留さんは語ります。

かかわるメンバー全員で意見を出し合い，事後アンケートも使ってブラッシュアップしてきたプログラム。面白いのは，大まかなタイムスケジュールとプログラムの柱は共有しつつも，レクチャーの仕方はそれぞれのメインファシリテーターに任されている点です。全員で同じスライドを共有するのではなく，各自が自分のやりやすいようにスライドを作成して，実施しているそうです。当然，サポートで入った時に，メインファシリテーターの助産師さんのスライドや伝え方を見聞きして，自身の講座に生かすこともあります。そのためにメインファシリテーターを固定せずローテーションにしているのだそうです。

研修を行なわないかわりに，先輩の講座をサポートしながら学ぶ。先輩も後輩から学ぶ。これをくり返しながら切磋琢磨していく。もしも同院のスタッフ全員でこのサイクルを回していく日が来たら……と考えるとワクワクします。

「先日，クリニックの両親学級を1人目妊娠中に受けた方が，2人目を出産されたのですが，退院される時に，『両親学級を受けてたから，2人目を考えることができたんです！』と，嬉しいお言葉をいただきました」と吉留さん。こうして出産後の家族計画に学級を生かしてもらえたというのはスタッフ冥利に尽きますね。

一方で，人員確保については苦戦しているようで，取材時からスタッフは増加していないそうです。吉留さんいわく「産後に着手するというのは，まだまだ多くのスタッフにとってハードルが高いようです」とのこと。少ない人手で学級運営しつつ，協力者を増やしていくという二方向の努力が求められています。

4 産後のメンタルヘルスに響け，男性小児科医師による父親学級！

DATA JA 長野厚生連 佐久総合病院 佐久医療センター（長野県佐久市）
取材日／2017 年 9 月 23 日

　産婦人科医師が両親学級の全部または一部を担当する例は珍しくありませんが，長野県佐久市の佐久医療センターには，小児科医師がファシリテーターを務めるという父親学級があります。産科領域のマタニティ家族に対して小児科医師がレクチャーをするようになったきっかけやプログラム内容と，どのような効果が得られているのかを取材させてもらいました。

助産師の両親学級と小児科医師の父親学級？

　佐久医療センターの「父親学級」は 2017 年 1 月にスタートした比較的新しい講座です。同院には以前から，助産師が沐浴指導などを行なう従来型の「両親学級」があり，こちらは立ち会い出産希望の夫婦は必ず受講することになっています。ここに産科スタッフが学級を追加するなら話は早いのですが，そうではなく，他科の医師がもう 1 つ夫婦向けの学級を設置したいと名乗りを上げたのですから，よっぽどのことです。

　ファシリテーターを務めるのは，同院小児科医師の坂本昌彦先生。3 歳と 1 歳（取材当時）のお子さんがいる現役 2 児の父です。小児科業務のかたわら父親学級（同院にすでにある両親学級と区別し，本項でも「父親学級」と呼びますが，対象は夫婦です）のプログラム作成に乗り出し，学級開催を実現させました。

念のためにつけ加えておきますと，設置に関して時間は要しましたが，同院助産師の猛反発に遭ったというようなことは一切なく，むしろ助産師もその必要性を十分理解し，講座開設に向けて協力してくれたそうです。学級の周知のために，助産師外来に来た妊婦全員にチラシを配布してくれています。

　また，開催の際にも受付や設営のために助産師さんが1〜2名手伝ってくれています。マタニティ期の受講者からすれば坂本先生は初対面ですが，助産師さんは普段から健診でかかわっているので，会場に顔見知りの助産師がいることで，リラックスできます。

父親学級概要

- ▶**対象**：同院産婦人科で分娩予定の夫婦（希望者のみ）
- ▶**月1回　第2または第4土曜日開催**
- ▶**定員**：6組
- ▶**受講料**：1000円（1家族）

　取材にうかがった日の受講者は5組。初産の夫婦が4組と，第2子出産予定の夫婦が1組でした。受付時に「チェックリスト」と書かれたワークシートを1人1枚受け取り，学級開始までの時間に記入してもらいます（表7）。項目は，生まれてくる子どものことや，産後の生活など10問程度。それらについてどのくらい不安要素があるかのチェックです。後ほど学級の中で答え合わせをするため，記入時には夫婦でお互いに見せ合わないようにします。

随所で小児科医師の本領を発揮

　学級の前半パートは，主に夫婦のコミュニケーションに関するディスカッションです。先ほどのチェックリストの答え合わせを行ない，夫婦間の感覚のずれをあぶり出したり，男女に分かれて産後の家事・育児について意見交換をしたりします。特に男女別のディスカッションでは，

表7　佐久医療センターの父親学級

🕐 **タイムスケジュール**【約1時間40分】

時刻	内容
11：00	受付開始。受け付けした夫婦にはチェックリストを記入してもらう
11：10	学級開始。参加者による他己紹介（パートナーを紹介してもらう）。ファシリテーターの自己紹介
11：30	チェックリストの答え合わせとシェアリング
11：40	男女分かれてテーマに沿ったディスカッション（産後の生活，妻の1人時間，子育ての分担，休みの取り方など）
12：30	1か月健診，予防接種について
12：40	産後のメンタルヘルスについて，解散

　初対面の人同士なので，すぐに打ち解けて深い意見交換ができるとは限りません。なかなか口火が切られないような場合は，坂本先生が介入し，「先月はこんな意見が出てましたよ」などと事例を出して参加者の発言を促していきます。

　中盤に差しかかると，小児科にまつわるデータを用いたスライドが紹

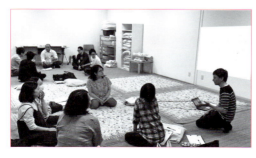

途中から男女に分かれてディスカッション。右端が坂本先生

介されるようになり，参加者がどんどん前のめりになっていきます。例えば，同院で出産後の1か月健診を受診した300名以上の母親へのアンケート結果を紹介します。受診時の「今気になっていること」ランキングでは，堂々の第1位が「子どもの湿疹」という結果に。参加者から「えっ!?」という驚きの声が上がります。妊婦向けの雑誌ではあまり見かけない情報なので，初めての妊娠だと，産後の赤ちゃんの肌トラブルをイメージしている夫婦は少ないはず。そこで，坂本先生は乳児性湿疹について詳しく解説するのです。産後2か月頃から始まる予防接種についても，初産だと想像もつかない予防接種の回数と，同時接種について丁寧に説明していきました。

　また，産後の家事分担に関する話題にもオリジナリティがあります。坂本家で実践している「家事の見える化」を紹介するのです。家庭内の家事を1個ずつマグネットに記入したものを自宅のホワイトボードに貼り出して，終わったものとそうでないものを明確に分けられるようにする，という手法です。よくある家事分担表を作成して「毎日夫が（妻が）必ずこれをやる」という責任制ではなく，夫婦が常に家庭内の家事の状況を知っておくことに重点を置いています。これは，発達障害の子に接する時に有効な手法を家事に応用し，坂本先生夫婦が相談しながら編み出したものだそうです。小児科医師として日常的に多くの親子に接してきたからこその着眼点から生まれた，非常に実践的なプログラムだと感じました。

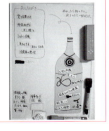

「家事の見える化」スライド。終わった家事を酒瓶に入れていく

随所で小児科医師の本領を発揮

きっかけは自身の産後体験

　学級の最終テーマで坂本先生は，「皆さんにいちばん伝えたいことを今から話します」と切り出し，東京都が発表した妊産婦の自殺者数推移のデータを紹介しました。産後うつについて説明するためです。

　坂本先生のパートナーは，第1子妊娠時に切迫早産で2か月半の入院となり帝王切開で出産。しかし産後は授乳トラブルをはじめ，さまざまな体調不良に悩まされ，疲労困憊に。さらに，2人の実家も遠方などの理由で頼れませんでした。そこで一念発起した坂本先生は，働き方を見直し，極力家事・育児の戦力になれるよう努力しました。

　しかし，そう簡単にはいかないもの。仕事が休みの日などは一日中家の中で家事やわが子の世話に奮闘するものの，うまく対処しきれず，体調不良の妻に八つ当たりしたり，泣き止まないわが子に声を荒らげてしまったこともあったと言います。そのあまりのしんどさに，「小児科医師のくせに産後のことをわかっていなかった……」と痛感したそうです。そんな生活の中で次第に，「こうして産後うつや虐待，さらには自殺に発展していくのかと気づいた」と言います。

　「男の自分でもこう思うということは，産後に赤ちゃんと2人きりになった妻はなおさらだったんだろう」。自身の体験を通して，坂本先生は，マタニティブルーや産後うつについて妊娠中から知っておくことの重要性を痛感したそうです。「これらは発症すると本人には対処できないんです。まわりにいる人が早期に発見し，対応できないといけない。いちばん身近なのが夫ですよね」。

　産後うつの早期発見のために必要なこととして，「うちの妻に限って……という気持ちが小さなサインを見逃します。いつもと様子が違う気がする，と感じるためには，日常的に見守らなければいけないんです」と熱く語ります。学級の前半パートで夫婦のコミュニケーションワークをやってきたのは，「いつもの様子」を知っておくためだったというわけです。

　「産後うつを過剰に恐れる必要はないんです。でも，なめちゃダメで

す。早めに支援できればうまく乗り越えられます！」

　何か異変を感じた時には，まずは自治体の子育て支援窓口に相談することを促し，学級は終了しました。

🐥 虐待の予防につなげたい

　父親学級の取り組みを始めたきっかけの1つに，児童虐待を減らしたいという思いがあったと坂本先生は言います。小児科医師として日々多くの家族と接する中で，虐待の事例やそう疑われるケースをよく目にするのだそうです。

　坂本先生自身，親になるまでは，小児科医師として「児童虐待の要は早期発見」だと思っていたと語ります。日常の外来や入院診療時にどうすれば虐待を見逃さずに済むか，そこが自分の仕事だと思っていたそうです。

　ですが，実際に産後を経験してみて，虐待は誰にでも起こりうることだと痛感しました。「発見では遅い，『予防』だと思った」。父親学級で妊娠中の夫婦にメッセージを届けられれば，虐待の「予防」を実現できるんじゃないか。その思いが，学級の新規開設の原動力になったと言います。

　父親学級を始めてから，自身の小児科業務にも変化が現れました。これまで1か月健診では子どもの発育状況ばかり気にしていたのが，最近では母親の表情にも注意するようになり，「健診で外出するのもしんどいですよね」という言葉が自然と出るようになったそうです。また，家事や育児のサポート体制も気にするようになり，たとえ母親から「大丈夫です」と言われても，サポートに関する情報提供を徹底するようにしていると言います。

　「親御さんの表情や社会背景に気を配ることで，より深く親子を理解するきっかけになると信じています」

　取材時点で，同院の父親学級はスタート以来7回目となる講座でし

た。当初は認知度が低く集客に苦戦したそうですが，次第に受講者数が安定しつつあり，学級の意義が高まっていることを感じています。一方で，現在のプログラムには自身の経験に基づくエピソードが多く，誰にでもレクチャーできる内容ではないことが課題だと言います。「今僕がいなくなると何も残らない。ユニバーサルなものにしないといけないんです」。

　小児科医師でなくても，男性でなくても，そして子育て経験者でなくてもファシリテートできる父親学級が，坂本先生の目標です。

後日談

　残念ながら，坂本先生の本来の小児科業務多忙により，2018年6月開催を最後に，現状は学級が休止となっています（2019年5月現在）。「私自身の個人的体験談をベースにした学級は，参加者の共感を得やすく導入としてやりやすいものでしたが，それ故に私以外に替えが利きませんでした」と坂本先生も悔しさをにじませます。ほかのスタッフ間でも「坂本先生だからこその学級」という認識が固定され，講師を変更してでも継続しようという流れをつくれなかったそうです。

　一方で，学級の中では夫婦で行なうチェックリストを用いたワークや小児科外来で行ったアンケート調査など客観的なデータを用いる部分もあり，「これらは個人に頼らなくても講義可能なコンテンツです。こういった部分をあらかじめうまく引き継げていれば，1人に依存する学級という雰囲気にならず，継続できたかもしれないと感じています」と坂本先生は振り返ります。

　メインの講師が固定されている場合にはどこでも起こりうる事態です。共感を得やすい実体験と誰でも扱えるパートとのバランスが肝心だと痛感します。

「お産の流れ」を学ぶ！
夫婦でお産を
シミュレーションする両親学級

DATA 　小阪産病院（大阪府東大阪市）
　　　　　取材日／2018年2月3日

　本章では「お産の流れ」についてワークを交えてレクチャーする大阪の小阪産病院を取り上げます。特に初めてお産を迎えるプレパパ・ママにお産をイメージさせるのは難しいといわれていますが，同院ではどんな方法でアプローチしているのでしょうか。

🐤 年間100回の実績を誇る両親学級

　小阪産病院の両親学級で驚くのは，その開催頻度です。なんと毎週の土曜日・日曜日に開催しており，年間の開催数は実に約100回。そして，そのほとんどが定員10組満席になるとのことですから，年間の受講者は約1000組に上ります。

　告知方法は，妊娠初期の妊婦さんに渡す案内冊子とホームページの中で，同院で実施している学級の一覧を紹介しているのみ。初産婦には，両親学級か後期マザークラスのどちらかを受講することを勧めていますが，特に両親学級に特化した案内はしていないそうです。

　マザークラスほか学級の講師を務めるには，同院での経験年数が半年以上あり，一定程度の分娩介助件数があることが条件です。多数ある学級を一通り担当できる実力がついたら，最後に両親学級の講師資格が与えられるそうです。取材当時，勤務する38名の助産師のうち，両親学級を務められるのは25名，この中で主に15名が中心となって年間100

回の学級を回しているそうです。

　同院では20年以上前から両親学級を実施していますが，プログラムの大幅な変更は過去に1回だけ。3年ほど前に，後述する「お産の流れワーク」を導入し，それまで実施していた沐浴実習を切り離しました。沐浴実習は現在，単体で平日（木曜日）と土曜日に開催しています。

両親学級概要

- ▶**対象**：同院産婦人科で分娩予定の夫婦（希望者のみ）
- ▶月約8回　毎週土曜日・日曜日開催
- ▶**定員**：10組
- ▶**受講料**：無料

プレパパを安心させる導入方法

　同院では，座学2時間と院内見学30分の合計2時間30分を，設営・受付から学級ファシリテート，院内見学まで，すべて1人のスタッフで担当します（表8）。取材当日，講師を務めたのは助産師の松浦千尋さん。会場設営や配布資料の準備など1人で手際よくこなしていきます。

　学級開始15分ほど前から，徐々に受講者が集まり始めました。ここからすでにプレパパへの配慮が始まっています。会場のスクリーンに，この日のスケジュール（プログラム内容）が映されているのです。それがどうした？と思われるかもしれませんが，この発想は非常に男性的です。

　スライドを用いた学級でよくあるのは，開始前のスクリーンに「タイトル」が映されていることです。つまり「○○病院　両親学級」とか，「ようこそ，パパとママになる皆さん」などの，この学級全体を表す言葉です。ですが，ビジネスの会議やプレゼンの場などでは，「株式会社○○　経営会議」などのタイトルを映すことに意味はありませんから，議事次第を映しておくのが普通です。

表8　小阪産病院の両親学級

🕐 **タイムスケジュール　【約2時間30分】**

13：30	受講者自己紹介
13：40	入院の準備や入院のタイミングについて
14：10	お産の流れをイメージするワーク
14：35	休憩
14：40	お産の流れについて補足レクチャー
15：05	お産のDVD鑑賞，お産直後・入院中の過ごし方について
15：30	院内見学
16：00	解散

　両親学級というものは，プレママたちにとっては「今日は何があるんだろう？　何を知れるんだろう？」とワクワクするものかもしれませんが，プレパパにとっては「何をさせられるんだろう？　何時に帰らせてもらえるんだろう？」という恐怖の対象である場合が多いです。それを取り除くためのスケジュール映写というわけです。

　さらに，開始5分ほど前，大方の夫婦がそろってきた頃を見計らって，もう一工夫ありました。松浦さんから受講者に声かけがあります。

　「最初の自己紹介はお父さんにしてもらいますので，心づもりしておいてくださいね」

　そうなんです，スクリーンに映ったスケジュールの冒頭に「自己紹介」とあるんです。これをプレパパたちが気にしていないはずはありません。このように「お父さん担当」と先に知らされれば，緊張感は高まりつつも覚悟ができます。そして，いよいよ両親学級のスタートです。

2時間でお産のイメージがわくように

「僕のほうがビビってます……」「出産は，痛いっていうイメージ……」「たいへんそうな感じはしますけど，ちょっとよくわからないというか……」——いずれも，自己紹介の中で「お産のイメージは？」という質問に対してプレパパたちが語った言葉です。この日受講したのは初産の夫婦ばかり。そもそも「お産のイメージ」という言葉がちんぷんかんぷんなはずですから，上のような発言もうなずけます。

プレパパ全員の自己紹介が終わると，松浦さんが切り出しました。

「2時間後に皆さんの中で『お産のイメージ』がわいているといいなと思います」

これが，同院の両親学級のキモです。自己紹介のあと，入院の準備などについて30分ほど解説し，いよいよ「お産の流れをイメージ」させるワークの時間です。

まず，各夫婦に1つずつビニール袋が渡されます。その中には名刺の1/3くらいのサイズのカードがたくさん入っています。カードは大きく分けて2種類，透明なカードに単語が書いてあるもの十数枚と，さまざまな色紙をパウチしたカードです。透明な単語カードには，お産にまつわるキーワードが書かれています。最初の段階ではプレママに見せないように隠しておくよう，夫に指示があります。

カードに書かれた文字を松浦さんが1枚ずつ読み上げていき，その都度夫たちが該当する単語カードをテーブルに出します。妻たちは，そ

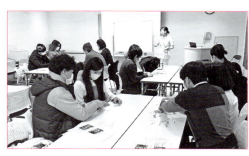

透明な単語カードと色紙カードを取り出す受講者

のワードから連想する「色」を色紙カードから1枚選びます。妻の選んだ色紙カードの上に，夫の出した透明な単語カードを重ねて，ワードに対する妻のカラーイメージを一致させます。

すべての単語カードでその作業をしたら，使わなかった色紙カードは袋にしまいます。これで準備完了です（※単語カードに何が書かれているかはこの学級の財産なので，読者の皆さんはご想像ください）。

まず，つくったカードの組から，松浦さんの指示で約半分を取り出します。他はいったん横に置いておきます。取り出したカードはすべて，「お産の進行具合」についてのキーワードです。

これらをお産の経過に沿って正しく並べるのが最初のイメージトレーニングです。松浦さんはヒントとして，以下のように最初と最後と真ん中に来るカードを教えてくれます。そのほかの段階を夫婦で想像して並べ替えるのです。制限時間は2分です。

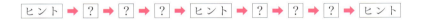

取材時には，単語カードの1つ「いきみたい」がどのタイミングなのかで迷っている夫婦が多かったように感じました。初産の夫婦ばかりなので，中には「いきみたい，って何？」とささやくプレパパも。お産の話を何もしない段階で，いきなりお産の流れにチャレンジさせる。だから，受講者の頭にこれらのワードが強烈にインプットされるわけです。2分後，正解が発表されます。

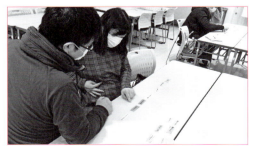

「お産の流れ」にチャレンジ

知っていれば夫婦で乗り切れる

　続いて，先ほど横に置いておいた残りのカードの組を使います。これらには，「投げ出したい」などお産の最中に妊婦が感じる気持ちが書かれています。

　今，正しい順序に並んだ「お産の流れ」が目の前にありますが，その流れのどこで，カードにあるような気持ちになるかを夫婦で予測し，流れに沿って配置してもらいます。こちらも制限時間は2分です。

　夫が，「つぎつぎ陣痛が来たら，投げ出したいって思うんじゃないの？」とささやけば，妻が「いや，私だったらこっちだと思うけど」と別のカードを指すなど，それぞれの夫婦で話し合いながら，ある夫婦は1か所にたくさんのカードを寄せてみたり，ある夫婦は流れと気持ちを1対1で照らし合わせたりして自分たちのお産をイメージしていました。

　2分後に松浦さんから一般的な産婦さんの例が紹介されますが，今回は気持ちの予測ですから，もとより正解はありません。答えを覚えることではなく，お産の最中にさまざまな気持ちが入り混じることを知る。松浦さんが伝えたいのは，「（気持ちの激しい変化を）知らなかったら不安が膨らむけれど，知っていれば夫婦で乗り切れる」ということです。

　ワークの最後に，妻が選んだ色紙カードについて「赤は早く終わってほしいサイン」「黄色はサポートがほしいサイン」など色彩心理を紹介し，休憩に入りました。休憩後は，前半のワークでやった「お産の流れ」と「気持ちの変化」をホワイトボードに示し，この図を使ってお産

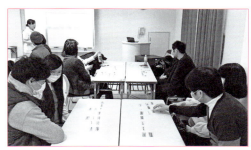

「お産の流れ」の下に「気持ち」カードを並べてみる

の補足や，立ち会い出産の際の心構えなどについて解説していきます。

　前半でお産の流れを頭に叩き込み，気持ちの変化も理解していますから，受講者は「お産というストーリー」に沿って解説を受け止めることができます。本来プレパパにとっては集中力を切らす大きな壁であるはずの「お産の流れ」を，皆前のめりで聞いていたのが印象的でした。その後さらにDVDでお産のシーンを鑑賞し，出産後の家族計画などに触れたところで座学は終了です。

　2時間の座学のうち実に2/3ほどを，お産の始まりから終わりまでの理解に費やす徹底したプログラム構成。なぜここまで時間を割いてお産の流れを伝えるのでしょうか。松浦さんは「何もしないで産むのが自然なお産ではありません。食事をとったり水分を補給したり，仮眠や呼吸法と，やることはたくさんあります。また，お産が進む中でネガティブな感情になることもありますが，いろいろな感情を乗り越えてこそのお産だと知ってほしいのです」と語ります。

妊産婦の変化に学級も対応

　同院の学級でワークを導入したきっかけは，以前から「お産の流れ」にもっとも力を入れてレクチャーするプログラムだったものの，従来の講義型学級では，このパートで「パパたちの疲れが見える」（松浦さん）という課題があったことだそうです。どうにかして夫婦参加型でリラックスして学べる方法はないかと考えていた中で，同院の助産師さんが勉

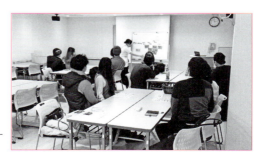

「お産の流れ」の図をホワイトボードに示し，その後の解説に利用

強会からもち帰ってきた手法がこのワークでした。ワークはすぐに定着し，沐浴実習を切り離したことで時間的な余裕もでき，現在のプログラムは講師を務める助産師にも好評です。

さらに，同院では現在，2回目のプログラム改定に意欲を燃やしています。LDR師長の求原 照子さんは，「高齢出産の増加のほか，妊産婦の身体そのものが近年変わりつつあり，そういった変化に学級も対応しなければなりません。分娩の進行が停滞することが多くなってきたため，妊娠中からの身体づくりやストレッチなどを取り入れようと考えています」と語ります。

「お産の流れ」は，まだまだ進化するようです。

後日談

取材時に検討されていた「妊娠中からの身体づくりをするプログラムを加えたい」というアイデアは，その後，妊娠16週以降の妊婦さんを対象にした前期マザークラスで導入されたそうです。「妊娠早期から身体づくりをすることで，妊娠中の腰痛や恥骨痛などのマイナートラブルの予防だけでなく，よりスムーズで快適なお産・育児期に向けた身体の準備ができることを目的としています」と，同院看護師長の金 英仙さん。内容は，骨盤・身体のバランスを整える姿勢の工夫，上半身のストレッチ，スクワットなど，日常生活の中で気軽に取り入れられるものだそうです。

両親学級では，以前まで配布していた同院独自の指導冊子を廃止し，アプリケーション型にしました。「時代によって（学級運営の）姿・形は変わっても，安産したい，子どものためによいことをしたいというご夫婦の思いや姿勢，コミュニティを求めていることに変わりないと感じています」と，金さんは学級の意義を強く語ってくれました。

6

受講者に合わせて
プログラムを調整，
１人ひとりに寄り添う両親学級！

DATA 吉村医院（愛知県岡崎市）
取材日／2018 年 3 月 20 日

　プログラムの充実度もさることながら，毎回両親学級のために関係スタッフ全員で打ち合わせをし，受講者の特性に合わせて講座の運営を変えているという産院があります。愛知県の吉村医院さんです。

両親学級は前日から始まっている

　吉村医院さんでは前期両親学級と後期両親学級を毎月 1 回ずつ開催しています。ご存知のとおり吉村医院といえば，積極的に身体を動かしてお産に向けた身体づくりを推奨する産院です。両親学級のほかに，ピクニックやヨガクラスを開催したり，産院に隣接する古民家では，自由に薪割りなどを実践することができます。取材当日も，学級に参加する妊婦さんが午前中に健診を受けて，午後の学級までの時間に，古民家で雑巾がけや水くみをして過ごしたり，ほかの妊婦さんたちと談笑したりする姿が見られました。

　ですが，誰もがそうして自分の身体に向き合ってマタニティ期を過ごしているとは限りません。中には，ネガティブな思いをもっていたり，期待よりも不安のほうが大きい妊婦さんや，家族関係に悩む方も当然います。

　そんな妊婦さんたちに，どうやって「自分が産むんだ」という自信と実感をもってもらえるか。それを追求するために吉村医院さんでは，両

親学級の前日に関係スタッフが集まって綿密な事前打ち合わせを行ないます。

私が取材させていただいたのは後期両親学級のほうです。この回の打ち合わせには，院長の田中寧子先生，受付事務で両親学級を担当する平間敦子さん，そして当日学級をファシリテートする助産師の宮本阿希子さんが参加しました。

📎 両親学級概要

- ▶**対象**：同院で分娩予定の夫婦（希望者のみ）
- ▶**月1回** 第1火曜日に前期学級・第3火曜日に後期学級を開催
- ▶**定員**：特になし
- ▶**受講料**：無料（託児も無料で利用可能）

自分たちらしいやり方を確立するために

田中先生が吉村医院の院長に就任したのは2014年。その前後から，両親学級も先代の吉村 正院長主導から徐々に移行してきました。就任当時の学級を振り返ると，「吉村先生のやり方にこだわっていた部分はあると思う」と田中先生は言います。

先代の両親学級からアシスタントを務めてきた平間さんも院長交替当時のことを，「（運営する）メンバーが替わっているのに，プログラムは既存のものに依存したままなのが，苦しいと感じることもありました」と語ります。代替わりしたことで，吉村先生頼りの学級から既存のスタッフで協力する学級へと育て上げる必要性が生じました。

自分たちは自分たちのやり方で受講者に向き合ってみよう。両親学級開催に先立って事前打ち合わせを行なうことを提案したのが平間さんでした。

「『命の根本』を伝え，安産できるという実感をもってほしい」（田中先生）という思いから，打ち合わせと実践を重ね，現在の学級では，

「自分の力で赤ちゃんを産むことができる」「安産をすることができる」「ここに来れば仲間たちがいる」──そんな安心感を妊婦さんが抱いてくれるようになったことが，アンケート結果からも読み取れるそうです。

学級のたびにプログラム順やアプローチを調整

事前打ち合わせが始まりました。

事前打ち合わせにかかわるスタッフ

- ▶田中寧子院長（産婦人科医師）
- ▶平間敦子さん（受付事務・両親学級担当スタッフ）
- ▶学級のファシリテーター（助産師）
  必要に応じてそのほかのスタッフが参加

翌日の学級の参加者には初産婦も経産婦もおり，経産婦の中には同院初利用の家族とリピーター家族とが混じっています。平間さんが提示するのは，受付業務をする中で得られた妊婦さんの本音の言葉です。妊婦さんへの日常的な声かけや，古民家での会話，学級やピクニックに誘ったりした時の様子など，医療者ではないからこそ得られる貴重な声があると言います。

「私は極度の人見知りなんです。両親学級に出てもしゃべれるかどうか……」

ある妊婦さんがこう教えてくれたそうです。参加型が学級のもち味のため，発言を促すこともあります。人によっては学級に出たことが嫌な思い出になってしまうかもしれません。ですが，彼女に寄り添う学級にすることで，お産に向けた自信をつけてもらいたい。そんな思いから，彼女とコミュニケーションをとり続けた結果，今回受講を決めてくれたそうです。

このほかにも，「最近疲れてるみたいなんです」といった何気ない言葉や，「引っ越してきたばかりで，ここで子育てをしていけるのか不安

6 受講者に合わせてプログラムを調整，1人ひとりに寄り添う両親学級！

です」「2人目が生まれたら，上の子はどうなるんでしょうか？」などの子育ての不安，「夫は両親学級には来てくれないかも……」といった声などが平間さんから報告されます。

これらの声と，田中先生の健診や助産師外来で記録された妊娠経過をシェアしながら，受講者1人ひとりにとって価値ある学級にするための対策を練っていきます。

「今回は，あまり感情に訴える話し方をするよりも，端的にキーワードを出していったほうがいいかもしれません」

「ここは田中先生の言葉で話していただいて，ここは助産師から話すというふうにしたほうがパパたちにはわかりやすいです」

「このパートは学級としてのメッセージというより，"助産師の思い"というニュアンスでやると，次の導入にスムーズです」

など意見が出され，その都度平間さんの手元のプログラム表の所要時間が書き変えられたり，補足が書き込まれたりします。さらに驚くことに，打ち合わせをしながら，プログラムの順番が入れ替えられたりもするのです。これが数年に一度の改定作業ではなく，毎月の打ち合わせの都度練られている「いつものこと」というのですから，いかにプログラムが柔軟に更新されているかがわかります。

調整内容と時間配分の最終確認をして，打ち合わせは45分ほどで終了しました。

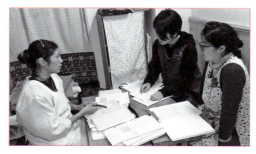

事前打ち合わせにて，田中先生（左）に受講者の情報をシェアする平間さん（右奥）と助産師外来の様子などを話す宮本さん（右手前）

表9　吉村医院の後期両親学級

🕐 **タイムスケジュール　【約2時間45分】**

13：00	入院食の紹介と産前産後の食事について（栄養士）
13：05	全員でスクワット，深呼吸などを実践
13：20	写真を使ったシェアリング（院長）
14：10	休憩，移動
14：20	入院準備，入院中の過ごし方などを解説（助産師）
14：45	退院後の過ごし方を解説（看護師）
14：50	受講者自己紹介と感想発表
15：20	スタッフ自己紹介と一言
15：45	アンケートを配布して解散

🐣 打ち合わせの成果が学級当日に反映される

　いよいよ両親学級当日です（表9）。受講者は全13組で，夫婦（カップル）で参加する方もいれば，妊婦さん単身のところも，実母を同伴して受講する方もいました。開始15分ほど前から受講者が集まり始めました。受付テーブルにたくさんの写真が並べられており，各自気になるものを1点選んでもっておいてもらいます。これは学級の中で使います。

　1つの大きな円になって椅子に座り，学級が始まりました。栄養士の解説に続いて，宮本さんのリードでスクワットをして汗を流したあと，学級前半のハイライト「写真を使ったシェアリング」の時間です。先ほど受講者に選んでもらった写真には，同院で撮影されたお産直後のシーンや，入院中の母子，1か月健診の家族，同院から見える景色などさま

ざまなものが写っています。それをもとに、受講者に一言ずつ「なぜその写真を選んだのか」「写真から感じたこと」などを自由に発言してもらいます。出産直後の家族写真を掲げて「こんな幸せそうなお産をしたい」という妊婦さんもいれば、「上の子が生まれた時のことを思い出しました」という妊婦さん、「最初はこんなに小さいんですね」という男性、風景写真を手にして「気持ちが安らいだ」という人も。それらを受けて田中先生が、写真の中の家族の思い出を語ります。前日の打ち合わせで「今回は感情に訴える話し方をするよりも……」という作戦が練られたのは、このパートのことだったようです。

なかには生まれる前に亡くなった赤ちゃんの写真もありました。田中先生は、「ここは生だけでなく、死もある場所です。命あることは当たり前ではありません」と説きます。同院は死をタブー視することはしません。あとで受講者が「できれば休みの日に生まれてほしい、なんて自分の都合ばかり考えてたけど、今お腹の中で生きていてくれることが当たり前だと思っちゃいけないんだ」と感想を漏らすほど、このシェアリングタイムは、自分たちのお産に深く向き合う時間となります。田中先生が考える「命の根本」が、受講者それぞれの中に芽生えていきます。

休憩のあと、和室に移動し、再び車座になって後半戦です。助産師さんや看護師さんから妊娠、出産、産後の話があり、間もなく開始から2時間が経過するというタイミングで、受講者の自己紹介タイムになりました。最後に自己紹介？と不思議に思いましたが、実際に見てその真価がわかりました。

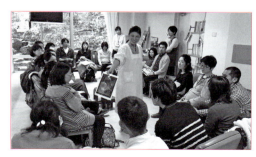

受講者が選んだ写真について語る田中先生（中央）。司会の平間さん（右奥）が進行全体を担当

みっちりシェアリングをし，ともにスクワットまでした（笑）受講者たちは，もう他人ではなくなっています。お互いの発言に関心があるんですね。パパたちが他人の自己紹介をあれほど真剣に聞いている姿を私は初めて見ました。さらに同院のスタッフも一通り自己紹介をし，学級が終了しました。

一期一会で二度とない学級

　写真のシェアリングや最後の自己紹介の中で，妊婦さんが深い心のうちを話してくれるのは，この学級のプログラムの素晴らしさだけがきっかけではありません。「医師外来，助産師外来，事務スタッフの対応，そういった日々のかかわりの延長上にあるものだと感じています」と宮本さんは言います。

　私が取材した事前打ち合わせは，学級を運営するうえでの「最終確認」の場にすぎません。妊婦さん個々の情報共有は日頃から密に行なわれていますし，学級の前日に情報共有があるように，学級が終わったあとにも学級内での受講者の様子や発言をスタッフ全体で共有します。さらに，ピクニックやヨガクラスの際にも同様の情報共有があり，もちろんクラスを受講しない妊婦さんについてもどのように寄り添えるかを常に考えていきます。

　「妊産婦さんへのかかわりは，両親学級で完結させるものではありません。当院を初めて受診したその時から，妊娠期・産前・産後へとつなげていくようなかかわりを助産師一同心がけています」と宮本さん。そして田中先生も「両親学級をきっかけに，最終的にご安産につながればいいんです。学級はその一助になればいいと考えています」と話します。一方，学級担当の平間さんの思いは，「田中先生や助産師さんはお産まで見られますけど，私は事務ですからお産の場にはいられません。私にとっては，学級で妊婦さんが最大限の価値を得られるように，『もっとできること！　もっとできること！』ってあれもこれも詰め込みたいくらいなんです」。

151

このぶつかり合いが，同院の学級の原動力になっているようです。視点は違っても，スタッフの認識は共通で，「いつも100％の達成感を得ることはできません。もっとできることはないかと常に考えています」と3人は口をそろえます。

産院スタッフ一丸となって，あらゆる角度から1人ひとりの妊婦さんに寄り添うことで，同院の両親学級はその都度さまざまな表情を見せます。ですが，学級の魅力はそれだけによるものではないようです。「受講者さんの相互作用によって，学級が変化するんです。1人ひとりの個性を尊重していると，一期一会で二度とない学級になるんです」と，受講者の力によることを田中先生は強調します。

お産という長いスパンの満足度を高めるベクトルと，学級そのものの価値を高めるベクトル，そして受講者の相互作用との掛け算で，今後吉村医院の両親学級はますます進化していくのでしょう。

後日談

最近は夫だけでなく，妊婦さんの母親や姉妹の学級受講も増えており，そういったご家族に向けて話す場面も出てきたそうです。妊婦さんの傾向としては，妊娠や出産についてイメージがわきづらい方が増えている印象だそうで，これから生まれる赤ちゃんや自分自身に対してそれぞれが向き合っていけるようなファシリテートを心がけていると言います。

また，産後の生活を伝える際に，先に初産婦さんに授乳のイメージ（1日何回くらい授乳するのか，どれくらい時間を要すると思うかなど）を，経産婦さんには前回のお産の時の入院のタイミングや授乳の様子を，話してもらうようにしました。これによって，入院生活や退院後の育児などを初産婦さんがイメージしやすくなったうえに，受講者同士のコミュニケーション量が増えたそうです。

7 乳児期以降の子育てを妊娠中に学ぶ！男女双方に響く夫婦向け講座

DATA 千葉県浦安市こども家庭支援センター
取材日／2018年3月24日

　千葉県浦安市には，妊婦体験や沐浴指導，妊婦体操などを行なう両親学級（母子保健課が実施，3回1コース）がありますが，それとは別に，育児期のさまざまな課題を妊娠期から知っておくことを目的とした「プレパパママ講座」を，浦安市こども家庭支援センターが開催しています。この講座は2016年度から始まった事業で，1回完結型，年4回開催されています。比較的新しい事業ですが，すでに導入の効果が出始めているとのこと。どのような講座なのか，早速うかがってみました。

🐦 パートナーシップ強化を目的に講座開設

　講師を担当するのは，ともにNPO法人ファザーリング・ジャパンの理事を務める高祖常子さんと林田香織さん。それぞれ，単身でも子育て講座やワーク・ライフ・バランス研修の講師を担当するなど全国で活躍していますが，この講座はペアで1講座を担当しています。2人に講師を依頼した理由について，こども家庭支援センターの講座担当職員（取材当時）・竹内勇介さんは，「子どもに手を上げてしまわないことの大切さと，子どもの面前でのDVや夫婦喧嘩目撃による心理的虐待の発生件数が急増している現状を考えた時に，妊娠中からのパートナーシップ強化が必要で，お二人が最適だと思った」と語ります。

　竹内さんの勤めるこども家庭支援センターでは，市の児童虐待相談窓

153

口として乳児期以降の家族の問題も多く扱っています。問題が発生してから対処するのではなく，その時期に必要な知識を妊娠中から備えておくことができないものか。これが講座開設に至った経緯です。

講座の周知経路は，市のWebサイトで知ったという夫婦と，妊娠中の家族に対して市が2回にわたってケアプラン作成をサポートする「子育てケアプラン」の際に職員から聞いた，という夫婦が多いそうですが，母子保健課とも連携を図り，同課の両親学級に竹内さんがお邪魔して「プレパパママ講座」の紹介をすることもあるそうです。

プレパパママ講座概要

- ▶**対象**：市内在住でこれから出産予定の夫婦
- ▶**回数**：各年度4回（6月・9月・12月・3月の土曜日）
- ▶**定員**：18組
- ▶**受講料**：無料

子どもを1人の人間として意識するきっかけづくり

取材にうかがったのは2017年度の4回目の講座で，11組の夫婦が受講しました。ほとんどが初産で，産後は共働きを希望している家庭が多い印象でした。会場には夫婦3組ずつのグループが4か所つくられており（1か所は2組），受講者はあらかじめ決められた席に案内されます。住まいの近い家族が同じグループになるよう配慮されています。約2時間の講座は，前半が高祖さん，後半が林田さんの分担です（表10）。

まずは，高祖さんの自己紹介から始まり，続いて受講者の自己紹介タイム。各グループ（3組6名ずつ）の中で，自己紹介をします。もち時間は1人1分で，名前，住まい，立ち会いや里帰りの有無など出産に関すること，そして出産・子育てについて「楽しみなこと」と「不安なこと」を発表します。

自己紹介が終わると，早速ワークです。お題はいたってシンプル，

表10　浦安市こども家庭支援センターのプレパパママ講座

🕐 **タイムスケジュール【約2時間】**

9：30	高祖さん自己紹介
9：40	受講者自己紹介
9：50	赤ちゃんの気持ちを想像するワーク，母性・父性としつけについて
10：25	休憩
10：35	林田さん自己紹介
10：40	夫婦の現状データ，夫婦で子育てするコツ
11：05	家庭内ケアバランス分析ワーク
11：30	こども家庭支援センターから行政サポートの案内，解散

「赤ちゃんが『笑っている時』と『泣いている時』，それぞれどんな気持ちなのかを想像して書き出してみる」というものです。まずは個人で考えて書き出したあと，大半が書き終えた頃を見計らって，グループ内で発表してもらいます。

　まず，『笑っている時』──「親も笑っている時」「親の顔が視界に入った時」「遊んであげた時」のほか，「タオルなど気持ちいい素材のものが触れると笑顔になるのでは？」という意見も出たり，「お腹いっぱいの時……は，寝ちゃうかぁ」で笑い声があがるなど，徐々に打ち解けて活発な意見交換になっていきます。

　続いて，『泣いている時』──「お腹がすいた時」「ウンチ，オシッコ」「眠い」「服がかゆい」「ママがいない」など続々と挙げられます。「わけもなく泣くっていうこともあるみたいですよ」という男性もいれ

子どもを1人の人間として意識するきっかけづくり

ば,「笑っている時より,泣いている時のほうがイメージしやすいですね」という女性の声も。

あるグループでは,男性が「赤ちゃんでも一人前に笑ったり泣いたりするんですね」という感想を漏らしました。このワークのポイントはまさにここです。わが子を1人の人間として意識することは,なかなか難しいもの。生まれてお世話をし始めるとなおさら「親の言うことを聞かない」ことに腹が立つこともあります。ですが,わが子は自分とは別の人格,そしていろいろな感情をもっている。そこを最初に意識してもらうことは,子育ての話をするうえで非常に有効な導入だと感じました。

講座は,赤ちゃんの快・不快についての解説のあと,母性と父性の役割,しつけへと話題を移していきます。しつけというと,妊娠期の夫婦にとってはまだまだ先のことに感じられるかもしれませんが,この講座の目的は,乳幼児期以降の子育ての課題に備えておくこと。そのために,赤ちゃんが「笑っている」「泣いている」のイメージからスタートし,赤ちゃんの時期からの対応が,子どもの成長を育むことにつながっているという意識をもってもらうのです。

「赤ちゃんが泣き止まないことから虐待につながるケースもあります。赤ちゃんが泣くのと同様に,成長した子どもが『イヤ』というのも自分の気持ちの意思表示。しつけとはたたくことではなく,コミュニケーションをとりながら成長を応援していくこと」。高祖さんは子ども虐待防止の内容にも触れて,わが子に愛情を注ぐ育児のコツを伝授し,前半を終えました。

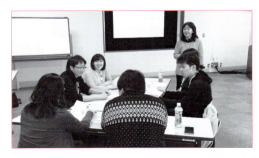

「赤ちゃんの気持ち」についてグループでシェアしている様子(右奥が高祖さん)

役割分担の考え方と公平感

　後半は林田さんの自己紹介で始まると、前半のような「イメージをシェアする」プログラムから一転し、育休取得率、家事・育児・労働時間といった子育てに関するデータやグラフ、ビジネスの企画書などによく見られる「ベン図」（複数のものの関係性や範囲を図にしたもの）がつぎつぎに示されていきます。スライドが進むとともに、みるみるプレパパたちが身を乗り出していきます。なるほど、高祖さんと林田さんが二人三脚で講師を担当することの真価を見た気がしました。高祖さんが母性的な共感型アプローチをするのに対して、林田さんは客観的データを駆使した父性的な解説。こうして、プレママ・プレパパに対して、ともに満足度を上げることに成功していたというわけです。

　データを用いて「夫婦で子育てすること」の重要性を説く中で、次第に夫婦とはいえパートナーもまた自分とは別の人格であるということが浮き彫りになっていきます。価値観が違うから、言葉で伝えなければ伝わらない。価値観が違うからこそ、一緒に考えなければいけない。前半でわが子と自分が同一ではないことを理解していますから、後半の理解もスムーズです。

　講座の最後に行なったのは「家庭内ケアバランス分析」ワークでした。これは、夫と妻がそれぞれ、「仕事」「家事」「育児」にどのくらいの重みを置いているか（置くことになるか）を可視化するもの。図4のように、「プレパパ・プレママ期」と「パパ・ママ期」（産後）に、上

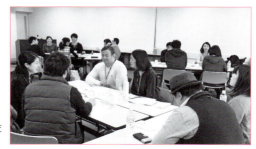

休憩時間には各グループが情報交換で盛り上がる

7 乳児期以降の子育てを妊娠中に学ぶ！ 男女双方に響く夫婦向け講座

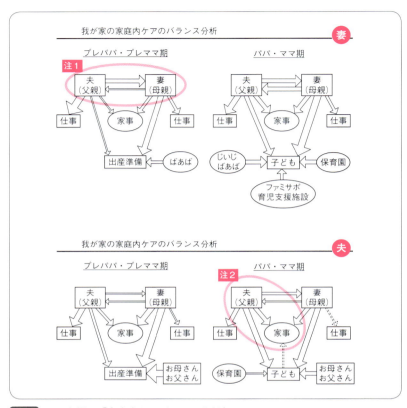

図4 ある夫婦の「家庭内ケアバランス分析」シート

記3点がどのような重みづけになるかを矢印の太さで示します。

　いったん，夫婦で見せ合わないようにして書き込むので，パートナーの矢印については予想，または希望を書き込むことになります。「自分の現在の重みはこうだが，パートナーはどう思っているんだろうか？

　産後はこうなるのが望ましい気がするが，パートナーは同じだろうか？」。そんなことを考えながら，受講者が黙々と矢印を書いていきます。5分程度で書き終えたら，夫婦で照らし合わせ，その後グループ内でシェアをします。

　図4の夫婦は並べて比較してみた結果，まず夫が，「夫」「妻」のお

互いに向けた矢印の太さに差があることに気づきました。

夫「プレパパ・プレママ期の妻から夫への矢印，こんなに細いんだ？」
　（※図4の注1）
妻「出産後に頑張ってくれたら，右（パパ・ママ期）くらいまで復活できるよ」

　一方妻は，出産後の夫が家事育児をどのくらいやるつもりなのかに注目します。

妻「出産後の家事は随分頑張ってくれるみたいでよかった」（※図4の注2）
夫「そこも今（妻が書いたプレパパ・プレママ期の夫の家事）は随分細いみたいだけど，評価されてないの？」
妻「今やってる家事，何かあったっけ？」

　家庭における役割分担（家庭内ケアバランス）の考え方にギャップがあることが身に染みたようです。
　ここで林田さんが問います。
　「どうなっていると公平だと思いますか？」
　家事を例にすると，夫婦で「家事」に向かう矢印の太さが同じになっている人，つまり家事の時間が同程度であることが公平だと感じる「量的公平感」を重んじる人もいれば，夫婦で「家事」に向かう矢印の太

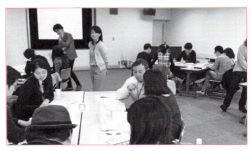

「家庭内ケアバランス分析」ワークのグループシェア。林田さん（中央）だけでなく，竹内さん（左隣）も意見交換に交じる

役割分担の考え方と公平感

さに差があっても，パートナーから自分に向かう矢印で補われていれば公平感を感じられる「情緒的公平感」を重要視する人もおり，まずは自身とパートナーがどちらの考え方に近いかを知ることが肝心だと言います。そして，家事や育児の主担当を決めない柔軟な役割分担の例を紹介し，後半パートを終えました。

「夫婦仲よく」に込められた思い

「受講してくれた夫婦に望むことは？」という問いに，講座担当職員の竹内さんは「夫婦仲よく」と一言で答えました。言葉は少なくとも，多くの願いが込められています。

こども家庭支援センターという仕事柄，普段から子どもへの虐待や，夫婦間の DV，そして離婚に発展するケースをいくつも目の当たりにします。家族の中でのトラブルは最終的に子どもを巻き込んでしまう。そんなケースを 1 件でも減らしたいという思いから，竹内さんはこの講座に取り組んできました。「子育てにかかわる行政職員の究極目標は『児童虐待の防止』です。社会形態としてはまだまだ難しい面があるにせよ，子育てに疲弊する母親を少しでも減らすためにはやはり父親の育児参加は必須。そのための小さな種蒔きかもしれないけれども，この講座が少しでも『妊娠中からのパートナーシップ強化』につながってほしい」と竹内さんは言います。

かつてこの講座を受講した女性が，産後にこども家庭支援センターに電話相談をしてきたことがあったそうです。電話口で「子育てがつらいんです」と告白してくれたため面談予約を入れると，センターには夫も一緒に来てくれました。竹内さんが講座の成果を実感した瞬間だったと言います。

2016年の事業開始当初は席が埋まらないこともあり、受講者も「何をするんだろう？」という印象だったようですが、最近では受講者数が安定してきたと言います。夫婦の役割分担ワーク時にパートナーに意思表示するプレママも徐々に増えてきたようで、センター担当職員も「講座に参加して満足されている方が非常に多いと実感しています。この点，本講座の趣旨である『産前からのご夫婦のパートナーシップの強化』を達成できており、家事育児の共同や児童虐待防止につながっていると感じています」と太鼓判を押します。

 高祖さんは、「子育ての悩みは時期を追って変わっていくので、妊娠中，0歳児期，イヤイヤ期など，継続的に学んでいく機会を夫婦でもっていただけるといいですね。浦安市はケアプラン作成時に個別相談を受けられます。ほかの自治体でも，継続的な子育て講座と個別相談をうまく組み合わせて実施していけると，虐待防止につながる事業になるのではないでしょうか」と，行政で学級開催していく意義を語ってくれました。

「家族を作る」プログラム！
3段階で学ぶ両親学級

DATA 赤川クリニック（東京都杉並区）
取材日／2018年4月8日

　両親学級で伝えたいことを1回のクラスにすべて詰め込むのは難しいですが，複数回の連続講座にすることが可能であれば，情報量を多くすることができます。それを実践しているのが，東京都の赤川クリニックさん。全4回の「マタニティ＆ママクラス」を設置し，うち3回目までは夫婦での受講を想定したプログラムにしています（4回目は産後の母親限定）。今回は，2回目の「出産時」に特化したプログラムを取材させていただきました。

🐤 導入部から始まる受講者同士のコミュニケーション

　赤川クリニックさんのWebサイトを開くと，「皆さんの持っている力を引き出して，新しい家族を作るクリニックです」という文字が真っ先に飛び込んできます。数年前にWebサイトの大幅なリニューアルを行なった際，同院スタッフで話し合い，このキャッチフレーズを決めたそうです。開院以来，家族作りに伴走することを心がけてきた同院は，「妊娠・出産・育児は夫のものでもある」という院長の赤川元先生（産婦人科医師）の方針から，健診の夫同席や立ち会い出産を推奨するほか，産後の入院中に夫も同伴宿泊することを歓迎しています。

　その考え方は両親学級にも反映されています。「家族を作る」ために，妊娠中の変化，出産時の心構え，育児や赤ちゃんの成長——と，段

階的に学ぶプログラムを作成し，夫婦受講を想定して実施されています。

クラスは夫婦での受講が必須ではありませんが，夫も参加しやすいように日曜日に設定しています。3回のクラスのうちプレパパの関心が高いのは，やはり2回目の「出産時」プログラムだそうで，いつも半数以上の家族が夫婦で出席するとのこと。取材時にも，全16家族のうち夫が12名参加しました。

会場では大きな円状になるように着席します。受付の際に助産師さんから「だいたい予定日順になるように，ほかの方に予定日を聞いてから座ってくださいね」と声かけがあるため，会場の各地で予定日を聞き合う姿が見られ，「あ，近いですね！」などの声が上がっていました。

クラスが始まり，まずはこの日ファシリテーターを務める助産師が自己紹介をします（表11）。続いて，受講者にも家族ごとに挨拶をしてもらいます。発表するのは，名前と出産予定日と住んでいる地域のみ。ごく簡単な自己紹介ですが，居住地が近いことから親密になるという家族も多く，クラスへの参加がきっかけでその後何年も家族ぐるみで付き合うことも珍しくないそうです。開始前の座り方も含めて，家族同士のつながりをつくるためにコミュニケーションできる工夫が凝らされているというわけです。

ところで，こういった場面では，特に指定しなければ発言するのは妻のほうだろうと思われますが，意外にも多くのプレパパが進んで自己紹介をしていました。同院の方針や1回目のクラスの影響が大きいのでしょう。「予定日は6月○日で……」などと男性たちが発表していく様子は，とても新鮮で，清々しく感じられました。

マタニティ&ママクラス概要

- **対象**：同院で分娩予定の妊産婦（希望者のみ，1～3回目までは夫婦受講を推奨）
  1回目のみ他院分娩の妊婦さんも受講可。
- **全4回コースで，すべて月1回・日曜日開催**
  ※今回取材した2回目は妊娠30週前後の夫婦がメイン

導入部から始まる受講者同士のコミュニケーション

▶各回テーマ：①「からだと心の準備をしよう」，②「産む力を高めよう」，③「赤ちゃんとの生活」，④「同窓会」
▶定員：30組
▶受講料：1000円（1人）

「もしもの事態」に備えるための徹底した講座

　自己紹介が終わると赤川先生のパート「お産の経過と姿勢」です。レクチャーはまず，「今夜陣痛があってもいいように準備するためのクラスです」という言葉から始まりました。ということは，陣痛や破水などからお産が始まることを解説していくのだろうと思いましたが，赤川先生がまず話題にしたのは「骨盤位」についてでした。それもかなり詳細に説明します。

　骨盤位で分娩時期を迎えた場合は帝王切開する，という話から帝王切開そのものについても詳しく解説します。骨盤の模型と胎児人形，胎盤模型を駆使して，経腟分娩の経過に移ってからも，常位胎盤早期剥離，胎便吸引症候群，腟壁裂傷，産後の血腫といったリスクの説明を織り交ぜます。私自身，これまでいくつも両親学級を取材させていただいた中で，ここまで詳しく「もしもの事態」についてレクチャーする学級は初めてだったので，正直驚きました。

　妊娠中に体調に違和感があったものの「もうすぐ健診だから」という

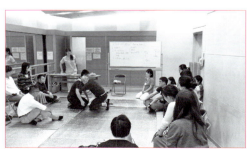

お産スタイルの紹介。妊婦役となって座位を説明する赤川先生

表11　赤川クリニックのマタニティ＆ママクラス

🕐 **2回目のタイムスケジュール 【約2時間40分】**

12：50	助産師自己紹介
12：55	受講者自己紹介
13：00	お産の経過と姿勢（院長）
14：20	休憩
14：30	お産中の過ごし方（助産師）
15：30	解散

理由で受診しなかった結果，重大な事態を招いてしまった妊婦さんの例が紹介されました。「自分と赤ちゃんの安全をどこまで追求するか。今日この話を聞いてくれた皆さんには，絶対に後悔してほしくない。皆さんの力を最大限に引き出すためには，何が起こるかを知っていないといけない。だからこういう話をしているんです」（赤川先生）。1時間にわたる出産経過のレクチャーを，プレパパたちは真剣に聞いていました。

　お産の姿勢のレクチャーでは，赤川先生自ら「妊婦役」を買って出ます。夫役を受講者のパパの中から指名すると，仰向けの体位，座位，四つん這い，側臥位などを実演し，妊婦さんだけでなく，立ち会いの夫のポジションも確認していきます。「夫は，妻がいちばんリラックスできる状況をつくること」。このメッセージは，クラスの後半へつながっていきます。

パパたちの積極性を引き出すディスカッション

　休憩をはさんで後半は，助産師さんによる「お産中の過ごし方」です。この日のメインファシリテーターは助産師の上原直子さん，サポートは草野味友貴さんでした。まず骨盤の仕組みとお産の進みやすいポーズをレクチャー。その後，16家族を4家族ずつのグループに分けて受講者全員でグループワークに入ります。テーマは，「お産の時に，どうするとリラックスできるか？　妻のやりたいことと，夫がサポートすべきことを話し合おう」。前半の赤川先生から出された宿題の実践です。

　ワーク開始時にも一工夫ありました。出てきた意見をメモするために，各チームにボードと白紙，ペンが1セット渡されますが，その際に上原さんから役割分担が発表されます。「メモをとる人はグループでいちばん予定日の早い妊婦さん。発表する人はいちばん予定日の遅いパパさんにお願いします」。これは，グループディスカッションの際にママたちがメインになって，パパたちが聞き役になってしまうことを防ぐために，あえてパパに役割を与えているのだそうです。しかも面白いことに，メモをとる人は妊婦さんでよいとアナウンスされたにもかかわらず，取材時にはすべてのグループでパパがメモ役も担っていました。ほかのパパが頑張っているのに自分が働かないわけにはいかないという男性の本能（？）を刺激するのでしょうか。男性参加者が多い時には，メモ役，発表役のほかに，各グループのディスカッションの「司会役」を任命することもあるそうです。

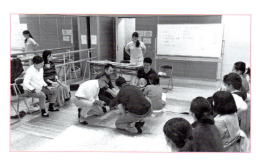

仰向けでいきんだ時の蹴る力がどれくらい強いのか，プレパパたちに体験してもらう

10分ほどグループ内で意見交換したあとに，発表してもらいます。発表内容はホワイトボードに書き出し，同院のお産時の設備やお産までにできる運動の紹介とともに，上原さんと草野さんで補足説明していきます。最後に，普段から夫婦で体力づくり，イメージトレーニング，シミュレーションをしておくように念を押し，「皆さんの持っている力を信じています。お産を乗り切れるよう，今日から身体づくりをしていきましょう」という挨拶で，クラスが終了しました。

指導内容をいかに生活に取り入れてもらうか

　夫婦で受講できるクラスが3回もある「マタニティ＆ママクラス」，もとは現在の1回目・2回目にあたる ① 妊娠中の過ごし方，② お産中の過ごし方──の全2回のプログラムだったそうです。やがて，同院でお産をした方から「産後の生活を知っておきたかった」という声が寄せられるようになり，3回目のクラスを開設。その際に，それまでの講義型からグループワークを各回に取り入れる参加型プログラムにしたのだそうです。その後，産後の家族同士のつながりをつくるために4回目の同窓会クラスを加え，現在の全4回に至りました。

　連続講座の場合，プログラムに十分時間をかけられるメリットがある反面，受講者（特にプレパパ）にとって負担になることが懸念されますが，グループワークを導入したことで，同時期にお産を迎える家族と交流することができ，またほかの家族の意見を聞くことでパパたちの意識

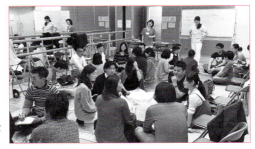

グループワーク風景。奥に立つ女性の左が上原さん，右が草野さん

も変わった，と好評だそうです。

　ですが，まだ課題も残っています。今回取材した2回目のクラスでは，お産に向けた身体づくりを指導していますが，「必ずしも普段の生活に戻ってから指導内容を実践している人ばかりではありません」と上原さんは語ります。また，この2回目の受講後にバースプランを作成することになっていますが，後日助産師がバースプランシートを確認してもほとんど記入されていないこともあるそうです。妊婦さんがより普段の生活に取り入れやすくなる指導方法の工夫，これが同院スタッフに共通する課題です。クラスを担当した助産師は「MC（マザークラス）日記」をつけて，その日の様子や課題点，工夫したことなどをシェアするようにしています。

受講者と産院との信頼関係を築く

　妊娠・お産時のリスクを詳細に語るプログラムについて，受講者から反発はないのでしょうか。上原さんは「パートナーにもリスクを知ってもらうことで，何かあった時に夫から『赤川クリニックに連絡しよう』と言ってもらえる場合もあります。過去に反発がまったくなかったわけではありませんが，メリットのほうが大きいです」と意義を語ります。

　確率としては少数派になるケースについて，どうしてそこまで力を入

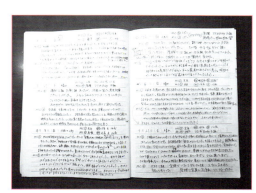

実際のMC日記。受講者数，設営や受付がスムーズにできたか，問題点は何か，意見交換の様子，工夫した点，時間配分の反省点などが書かれている

れて説明するのか。それは，このプログラムが冒頭で紹介した「皆さんの持っている力を引き出して，新しい家族を作る」ことを目的としているからです。妊娠・出産に対して，どうしても当事者は「私は大丈夫。安産できるだろう」と思いがちですが，「もしもの事態」は誰にでも起こりうるもの。ただ，それを事前に知っておくことで，妊婦さん家族と産院スタッフとが力を合わせて乗り切っていける——妊婦さんには乗り越える力がある，というのが赤川先生の信念なのです。

クラスの中で赤川先生は，冗談交じりに言いました。

「こんな話をすると，今夜たくさん電話がかかってきちゃうかもしれないけど（笑）……何か変だなと思うことがあったら，夜中でも遠慮なく電話してきてください」

詳細な説明をするのは，リスク対策をする覚悟があるからこそ。受講した夫婦たちが皆笑顔で帰っていくのは，受講者と産院との信頼関係が強まった証拠なのだと感じました。

後日談

お産に向けた身体づくりなどの指導内容が受講者の実生活で生かされないケースもある，というお話でしたが，妊婦健診の際に指導内容が実践されていない情報を把握した時点で，その妊婦さんの生活状況の聞き取りを行ない，実践できそうなプランを一緒に考えるようにしているのだそうです。また，学級でグループワークを実施する際に「難しいのは，情報を得ることより，それを実践すること」という内容の言葉を投げかけ，学級や妊婦健診で得たアドバイスを，どのように生活に取り込んでいくかについて参加者自身に考えてもらう時間をつくるようにしました。

バースプラン未作成の妊婦さんについても，把握した時点で個別に相談にのるほか，学級の「お産中の過ごし方」のグループワークの際に「今日学んだ過ごし方を，バースプランを書く際の参考にしてください」という言葉を添えて，作成に導くようにしているそうです。

9

助産学生がつくる
一度限りの両親学級！

DATA　山口県立大学 別科助産専攻（山口県山口市）
取材日／ 2018 年 5 月 15 日

　山口県立大学の別科助産専攻クラスでは，開設以来，両親学級を約
1 年間かけて学生が一からつくるというカリキュラムを実施してきまし
た。たかが学生と侮ってはいけません。プログラムづくり，リハーサ
ル，参加者の募集，当日運営，反省会——と，現場の両親学級づくりを
丸ごと体験できる非常に実践的な授業です。学生たちはどんな学級をつ
くってきたのでしょうか。

導入のきっかけ（1 年目）

　同クラスは，2012 年に看護栄養学部から独立して別科として開設さ
れました。それまでも，地域の病院で母親学級の一部（20〜40 分程度）
を担当させてもらう実習をしていましたが，「健康教育」の授業を担当
する三谷明美先生たちは，「これを機に自分たちで学級を一からつくる
ことにチャレンジさせてみよう」と考えました。そう思い立った理由の
1 つは，地域の病院では土日の両親学級が開催されておらず，保健セン
ターの学級も年に数回程度のため，夫婦で土日の学級に参加したいとい
うニーズがあるはず，と常々感じていたこと。そして，個別の健康教育
は妊婦健診の実習で習得できるので，集団への教育経験を積ませたい，
という思いもあったそうです。

　学級開催にあたり三谷先生は次のような条件を提示し，早速 4 月か

ら学生とともにプログラムづくりに着手しました。

学級開催の条件

- ▶**所要時間**：2時間（休憩も含む）
- ▶**場所**：大学の所有する多目的ホール
- ▶**開催日**：9月上旬の土曜日
- ▶沐浴指導を含むこと

　学生が主催するとはいえ，対象は本物の妊婦さんとそのパートナーです。間違ったことはレクチャーさせられませんし，2時間という枠に耐えうる内容にしなければいけません。そして，学生たちは6月末にはそれぞれの実習先に散ってしまいますので，それまでにプログラムをあらかた決めておかなくてはならず，三谷先生も学生も必死です。何度も企画書を練り直し，初年度のプログラムが決定しました（表12）。

　当初からの条件である沐浴指導と，もともと学校の備品にあった妊婦ジャケットと胎児モデル人形を使うこと以外に，2012年度の1期生がオリジナルで考えたのは「新生児の便について」「布おむつの扱い方」です。学生がこの提案をしてきた際の三谷先生の率直な感想は，「ウンチ？　そんなので大丈夫？　どうやって見せるの？」だったそうです。

　学生たちが何としても便を解説したかった理由は，初めて新生児の便を見た親が大人の便との違いに驚いて戸惑ってしまわないように，という思いでした。胎便から移行便まで，色や形状が変化していく経過を妊娠期から知らせてあげたかったのだそうです。

　知恵を出し合い，片栗粉，粒マスタード，絵具，海苔の佃煮などさまざまな実験（笑）を重ねた結果，先生をも驚かせるリアルな便の作成に成功しました。しかも当日は，沐浴実習の次に布おむつの話をすると見せかけて，オムツを開けるとウンチがついている！というサプライズを用意して便の解説をはさむ，という演出まであり，たいへん好評だったそうです。学生の新鮮な発想が教員を唸らせるとともに，この「模擬便」作成が，沐浴とセットで代々受け継がれていくことになりました。

導入のきっかけ（1年目）

9 助産学生がつくる一度限りの両親学級！

表12　2012年度（1期生）両親学級プログラム

沐浴（①スライドで解説，②学生が実演，③受講者の実践）

新生児の便について

布おむつの扱い方

妊婦ジャケット体験

胎児モデル人形の展示

※そのほか，情報提供の掲示物やアンケートの実施（これ以降の年も同様）

表13　2013年度（2期生）両親学級プログラム

沐浴

新生児の便について

ハンドマッサージ

妊婦ジャケット体験

胎児モデル人形の展示

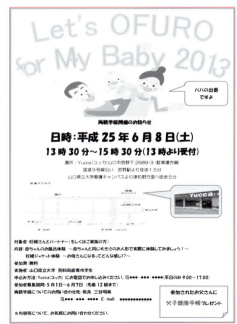

2期生が作成したチラシ

改善点が見つかり始める（2年目）

　初年度の反省点は，実習真っ最中の9月開催というスケジュールが相当厳しかったということでした。そこで2年目（2013年度）からは，実習が落ち着く11月に開催することとしました。2期生もおおむね初年度のプログラムを受け継ぎましたが，変えたのは，「布おむつの扱い方」と入れ替えに，「ハンドマッサージ」を加えた点です（表13）。

　これは，助産クラスの年度初めに，三谷先生が授業で学生たちにハンドマッサージを施したことがきっかけになったそうで，「自分たちがハンドマッサージを受けて気持ちいいと思ったから，妊婦さんにもやってあげたい」と，学生たちが希望したそうです。

　また，1年目と2年目を通して大きな課題だったのが，参加者を集めることでした。学生たちは，チラシやポスターを作成し，地域で配布・掲示してもらうことで参加者を募ってきましたが，その掲示先を見つけるのが一苦労でした。そして，やっとの思いで掲示先を見つけても，結果的にその媒体が集客に結びつかないことが多く，苦労した割には効果が得られないという状況でした。

　そこで，3年目からは方法を変え，直接妊婦さんに声かけをする手を考えました。妊婦健診の実習先である山口県立総合医療センターで，実習時に学生がチラシを手渡すのです。これが功を奏し，今までの苦労が嘘のように，3年目からは健診時にチラシをもらった妊婦さんの予約で定員を埋められるようになりました。

プログラムの順に変化が加わる（3年目，4年目）

　3年目（2014年度）はプログラムにも大きな変化がありました（表14）。沐浴を前半に行なうというスタイルをやめたのです。おそらく，いきなり沐浴から始まるよりも，何か導入プログラムをもってきたほうがすんなり入れるのではないか，という考えからだと思います。

　出産経験のある学生が，自身の体験から絵本の読み聞かせが効果的

表14 2014年度（3期生）両親学級プログラム	表15 2015年度（4期生）両親学級プログラム
絵本の読み聞かせ	母乳育児
沐浴	抱っこの仕方
ハンドマッサージ	沐浴
妊婦ジャケット体験	妊婦ジャケット体験
胎児モデル人形の展示	胎児モデル人形の展示

だと提案し，絵本からスタートするプログラムになりました。選んだのは，『おとうさんがおとうさんになった日』〔長野ヒデ子（著），童心社，2002〕です。

　なお，この年には身体の事情で自宅での沐浴において座位姿勢で沐浴をすることに配慮が必要な妊婦さんとご家族も参加してくれました。わが子に沐浴をどうやってしてあげたらいいのか一度練習しておきたかったと受講を決めたそうです。学生たちは，どのように工夫すれば母親にとっていちばんやりやすい姿勢や方法になるか，父親はどのような役割をすればよいかを考えました。「支援者として一緒に考えることの大切さと，両親学級をきっかけに分娩や育児のことをしっかり家族で語り合うことで絆が深まっていく様子が，学生たちにとって学びになりました」と三谷先生は振り返ります。

　4年目（2015年度）には，「母乳育児」「抱っこの仕方」のレクチャーを学生が希望しました（表15）。これについて三谷先生は「母乳育児か……。ミルクで育てるという選択をする妊婦さんが同席された時にネガティブな感情にならないといいな」というのが当初の感想だった

表16　2016年度（5期生）両親学級プログラム	表17　2017年度（6期生）両親学級プログラム
グループ分けゲーム	動画鑑賞
分娩の経過（劇）	動画に関するクイズ～分娩の経過
沐浴	沐浴
妊婦ジャケット体験	妊婦ジャケット体験
胎児モデル人形の展示	胎児モデル人形の展示
	育児体験人形（マイベビー）

そうです。ただ，学生主体の学級にする以上，教員があれもダメ，これもダメというのでは授業の意義が薄れてしまいます。「学生たちのやってみたいことについて，社会的なニーズは低いのではないだろうかと感じることもありますが，学生の発想を否定しないように心がけ，企画意欲が低下しないように学生と検討を重ねます」と三谷先生。非常勤教員も含めて4～5名の教員で意見交換をしながら，学生たちの達成感と充実感を優先して，プログラムに採用しました。

劇から動画上映へ（5年目，6年目）

5年目（2016年度）には，さらに導入パートに磨きがかかります。「分娩の経過」を考えさせるカードゲームを使って受講者に自己紹介してもらうことから始まり，その流れで分娩の経過のレクチャーに移っていく，という本場の両親学級さながらのプログラムを考えました（表16）。そして，分娩の経過については，学生が劇仕立てで見せるという工夫も凝らします。過去4年間の先輩方の実績と自分たちのやりたいことが

結実して，大きな飛躍を遂げた年だと感じられます。

そして6年目となった2017年度。先輩たちのプログラムを踏襲して，この年の学生たちも劇を演じることにしました（表17）。ところが，台本を練っているうちに，分娩当日の経過だけでなく，その前後も見せたいという思いが強くなってきました。劇の中で一部動画を混ぜようか？ ……だったら全部動画にすればいいんじゃない？──ということで，結局，「全編動画上映」に舵を切った学生たち。三谷先生は「動画をつくる時間なんてあるの？ 劇のほうがいいんじゃない？」と，ここでも心配は絶えません。

ですが，学生も譲りませんでした。事実，実習の合間を縫って集まり，コマ切れで撮影する，ということを連日くり返し，見事13分の動画を作成するに至りました。動画の内容は，ある夫婦の出産予定日3日前からお産当日（立ち会い出産）を経て退院までを描いたストーリーで，テロップには「パパは〇〇をして妻をサポート」のように夫の役割

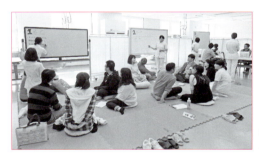

学級当日。動画の内容についてグループディスカッション（6期生）

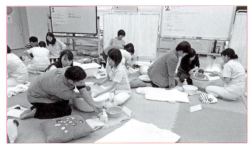

学級当日。沐浴指導の様子（6期生）

も示されています。

　また，本番当日に向けて数回行なわれるリハーサルでは，これまで教員を参加者と見立ててのデモンストレーションを行なってきましたが，学生自ら「沐浴をやったことのない人にも上手に伝えられるように，他学部の学生に協力してもらいたい」と訴え，他学部でリハーサル参加者を募ったりもしました。その甲斐もあって，学級本番は好評を博し，学生たちは大きな達成感を得られたようです。

思いを共有する「両親学級のイメージ」

　両親学級を開催する「健康教育」の授業は，まず4月に健康教育の目的について講義を受けたあとに，地域の情報収集をすることから始まります。それをもとに企画書づくりに着手し，学生たちが実習に散っていく前には学級プログラム概要を確定して，企画書を提出します。7月から10月までは各施設での実習期間となりますが，9月には妊婦健診実習先の医療センターでチラシ配布を行ない，10月頃実習終了の目途がつき始めた学生が集まって本格的な準備を開始します。そして，リハーサルを数回経て11月の学級本番。その後，反省会とレポート提出があり，参加者にお礼状を送ることで，この授業は終了します。

　途中，学生の中でも意見が割れたり，教員の指導が入って思うように進まず，先行きが不透明になることもありますが，そんな時に立ち返るのが，「両親学級のイメージ」です。これは4月に授業が始まってす

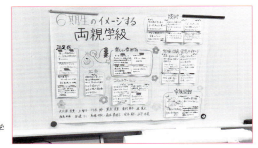

4月に学生全員で作成した両親学級のイメージ

9 助産学生がつくる一度限りの両親学級！

ぐ，この年自分たちがどんな学級をつくるのか意見を出し合って模造紙に貼り出したものです。さまざまな背景をもって入学してきた学生たちが，1つの目標に向かって進んでいくために作成した両親学級の第一歩。何か困難があった時にはここに戻ってきて，当初の理念を再確認するツールなのだそうです。

実際に両親学級をつくった学生にも話を聞くことができました。6期卒業生の上智子さんと大久保友貴さんは，「実習や，実習記録提出もある中で学級の準備をして，とにかくつらかった」と当時を振り返ります。それでも，医療センターでチラシを渡した妊婦さんが興味深そうに話を聞いてくれた時や，動画を観た妊婦さんが涙を流してくれた時など，努力が報われる思いをしたそうです。また，動画のシナリオをつくった経験から「お産の時の旦那さんの気持ちも考えられるようになった」（上さん），沐浴実習のおかげで「お湯を運ぶ距離をどう短縮するか，オムツを替えたあとにウンチをどう処理するかまでアドバイスできるようになった」（大久保さん）と，その後の助産師生活の糧になっているそうです。

別科助産専攻クラス開設から6年間，学生の主体性を重んじてきた三谷先生の「健康教育」ですが，7年目を迎えた2018年には，学生から「集団指導なら思春期への健康教育をしてみたい」という声が上がっているそうです。取材時点ではまだ未定でしたが，思春期教育ならばどんなスタートを切るのか。もしくは今年も両親学級ならどんな進化を遂げるのか，別科助産専攻クラスの続報が楽しみです。

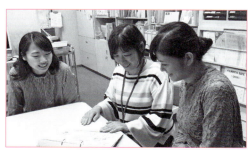

三谷先生（中央）と，6期生の上さん（左），大久保さん（右）

別科助産専攻クラス設置から7年目となった2018年度,「健康教育」の実践授業は,初めて「高校生を対象とした性教育」となりました。教員が思春期女性への健康教育として対象者の幅を広げて提示したことで,学生たちは,将来母性を育む基盤となる時期の支援に魅力を感じ,この分野に取り組むことを決めたそうです。これまでの両親学級と同様,何度もデモンストレーションをくり返し,月経に関するセルフケア能力の重要性を伝える講座になったようです。

　「結果として,女性の健康を支援する助産師の役割としての充実感を感じるとともに,多くの学生が,今後臨床で向き合う両親学級のプロセスも経験してみたかったと振り返っています。限られた学習環境の中で,すべてのライフサイクルの健康課題に実践的に向き合うことは難しいのですが,学生時代に企画する両親学級には,新しい家族を迎えるためのお手伝いの充実感や達成感など,はかり知れないものがあります。今後も,女性とその家族を中心としたケアの提供に向けて健康教育の授業に取り組みたいと思います」と三谷先生は振り返ります。

10 お産経験者にインタビュー，夫を巻き込む仕組みをつくった両親学級！

DATA 愛産婦人科（北海道札幌市）
取材日／2018年6月17日

　両親学級に立ち会い出産経験夫婦を呼んでマタニティ夫婦と質疑応答をさせる，というコーナー，これがイマイチ盛り上がらず悩んでいる──という現場の声をよく聞きます。第1部第7章でも話しましたが（40頁参照），毎回経験者を募るというたいへんさがあることと，その夫婦からうまく言葉を引き出す技量が求められるため，このコーナーを有意義なものにするのは簡単なことではありません。そこで，産院全体の取り組みの一環として，経験者へのインタビューをうまくプログラムに盛り込んでいる札幌の愛産婦人科さんを紹介します。

学級は日曜に開催

　愛産婦人科さんは，両親学級を日曜日の午後に開催しています。昨今は土曜日も仕事という男性が珍しくないため，土曜日よりも日曜日のほうが集客しやすいのはうなずけますが，日曜日は外来が休みのためスタッフが手薄になり，学級を開催できないという産院が多いのではないでしょうか。では，同院はなぜ日曜日に開催できるのか。それは，日曜日も平日と変わらず午前と午後で外来診療を行なっているからです。

　「お産当日だけでなく妊婦健診にも夫に来てほしい」という院長の方針で，土日祝日も外来を受け付け，両親学級はプレパパが受講しやすい日曜日に開催。結果的にほとんどの夫婦が立ち会い出産を希望し，お産

に満足して退院していくという理想的な流れがつくられています。

　両親学級を運営できる助産師は現在15名ほど。学級はメインファシリテーターとサブファシリテーターの2名体制で行ないます。取材当日の学級を担当したのは、メインの鈴木好美さんと、サブの鈴木里奈さん、2人の助産師でした。

　学級開始までの間、1人が受付を担当し、もう1人は妊婦体験ジャケットをお父さんたちに着せてまわります。ジャケットを脱ぎ着させながら、ご夫婦と積極的にコミュニケーションを図るので、開始前に受講者が緊張して黙り込んでしまうことがなく、和やかな雰囲気でスタートしました。

両親学級概要

- ▶**対象**：同院で分娩予定の夫婦（初産で希望者のみ）
- ▶**月2回**　毎月第3日曜日の13：30と15：30に開催
- ▶**定員**：11組
- ▶**受講料**：無料

お産の様子を助産師が語る「体験談」コーナー

　学級が始まりました(表18)。受講者の自己紹介はお父さんの出番です。話してもらうのは、自分たちの名前、出産予定日、妻のためにしていること（もしくはこれからしようと思っていること）です。妻のために「重いものをもたせないようにしている」という男性もいれば、「毎晩マッサージしている」「料理はほとんど自分がやっている」という男性も。もちろん「特に何もしてこなかったので、今日勉強することを今後に生かしていきます」という男性もいます。

　自己紹介が終わると早速、先輩夫婦に体験談を語ってもらう時間です。同院で出産し入院中の褥婦さんと夫がゲストに招かれます。この日のゲストは、4日前に出産した土田さん夫婦とその赤ちゃん。数か月前

10　お産経験者にインタビュー，夫を巻き込む仕組みをつくった両親学級！

表 18　愛産婦人科の両親学級

🕐 **タイムスケジュール**【約 1 時間 30 分】

13：30	受講者自己紹介
13：45	先輩夫婦による体験談
14：00	お産の流れと過ごし方レクチャー
14：20	休憩
14：25	沐浴の DVD 鑑賞
14：40	LDR 見学
15：00	解散

にこの学級を受け，この日の受講者よりも少し早くパパママになった先輩です。

　まず鈴木好美さんによって，土田さんの「お産の時の様子」が口頭で紹介されます。破水から始まり，同院に到着した際の陣痛の進み具合，子宮口の開き具合の状態などが説明されます。土田さんはなかなか陣痛が強まらず，促進剤を服用するなどして入院から 3 日目の出産となり

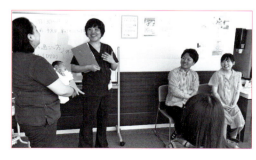

土田さんのお産の様子を語る鈴木好美さん（中央）

ました。お産の時には胎児の心音が弱くなり，スタッフが土田さんのお腹を押したり，吸引分娩を実施したそうです。

　そんな3日間，土田さんはどう過ごしていたのでしょうか。眠ることはできたのか，痛かったのはどんな時か，その間夫はどんな様子だったのかなど，細かに説明されていきます。鈴木好美さんが，「この時私も一緒にいたんですが，あまりの痛さに涙が出てしまったんですよね？」といった補足を時折はさみます。実は，体験談ゲストは，メインファシリテーターを務める助産師が，自分のかかわった夫婦に依頼をすることになっているのです。ファシリテーター本人が見た情報が添えられるので，エピソードにはとても臨場感があり，受講している男性も女性も真剣な表情で聞き入っていました。また，サブで入っている鈴木里奈さんも土田さん夫婦のお産にかかわっていたので，補足情報はさらに追加されます。

　お産の様子を説明し終えると，土田さんご夫婦への質問タイムです。鈴木好美さんがインタビューします。

鈴木「旦那様は，3日間，奥様にどんなことをしてあげていましたか？」
夫「初めての出産でわからないことばかりなので，助産師さんに何をすべきか聞いたり，妻に何をしてほしいか聞いたりして，やってほしいということをやるようにしていました」
鈴木「では，そんな旦那様のサポートを受けてどうでしたか？」
妻「どうしてほしいのか聞かれても，自分でも何をしてほしいのかわからないこともありました。『ここをさすって』と言ってみたけど実際にさすってもらったら全然そこじゃないということもあって，それでも夫は最後まで怒らずに付き合ってくれて嬉しかったです」
鈴木「旦那様は，初めてお子さんを見て，どうでしたか？」
夫「頭を引っ張るの（吸引分娩）はすごくびっくりして『それって大丈夫なの？』と心配になったのを覚えています。そして，スタッフの方が妻のお腹を押すのも衝撃でした。『子どもが生まれる前に妻が死ん

じゃったらどうしよう』と本気で心配しました。でも，無事に生まれてくれて，妻が安心した顔をしているのを見たら，立ち会って本当によかったなと思えました」

受講者の男性からも「3日がかりのお産で，旦那さんはいつ家に帰っていたのですか？」と質問がありました。土田さん（夫）の答えは「助産師さんが，『今落ち着いてるからいったん帰って休んだほうがいいですよ』など教えてくれました。そのタイミングで帰宅するようにしました」。質疑応答を通して，土田さん夫婦の，助産師に対する信頼感がひしひしと伝わってきました。立ち会い出産の時に，いかに助産師が夫婦に寄り添っているかがよくわかります。

15分くらいで体験談のコーナーが終わり，土田さん家族は退室しました。まったく無駄がなく，かつ情報量も満載の時間でした。現場からはよく，「体験者があまりしゃべってくれずに間延びしてしまう」「受講者からの質問が出なくて時間を浪費してしまった」という悩みが聞かれます。そのようなロスがないように，まずお産の流れというストーリーをしっかり話したうえで，ファシリテーター主導で質疑を実施しているわけです。このスムーズな流れをつくるために，事前に体験者とどこまで打ち合わせしているのかと思いましたが，細かなやりとりはほとんどないらしく，「お産の時に感じたことを話してください」と言っておくだけなのだそうです。もちろん鈴木好美さんからの質問も，ぶっつけ本番です。

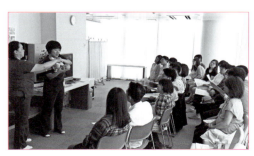

お産の流れのレクチャー

鈴木好美さんによると，ほとんどの初産婦さんがこの学級を夫婦で受講しているため，ゲストとしてどのようなことを話すことになるのか予測がついている状態なのです。また，いざゲストの依頼を受けると『今度は自分がしゃべる番なんだ！』と改めてお産が終わったことを実感する機会でもあるのだそうです。ですから，依頼をされて嫌がる夫婦もほとんどいないのだとか。受講率と満足度の高さがなせる仕組みですね。

本物かと思うような分娩の実演

　後半では，沐浴方法のビデオを見たあとに，LDRに移動します。こういう場所でお産をするんだよ，ということをプレパパたちに知っておいてもらうため，LDRの雰囲気を見ておいてもらうのです。
　いざLDRに向かう廊下を歩いていくと，うめき声が聞こえてきました。どうやらお産の真っ最中らしく，「うぅぅぅぅぅああああああああぁ」という言葉にならない声が響いてきます。受講者は口々に「今やってるの？」「こんなデカい声出すの？」「これって最後のほうかな？　最初のほうかな？」などと夫婦で話しています。先導した鈴木好美さんがLDRのドアを開けると，まさにこの部屋から声がこだましています。
　受講者はうろたえ，「今使ってるんじゃ……？」「入って……いいんですか？」などと言い合っていますが，鈴木好美さんに「どうぞどうぞ」と促されておずおず入室していきます。分娩台の上には入院着の産婦さんがまさに陣痛にあえいでいる真っ最中。「本物だ！」「見ていい

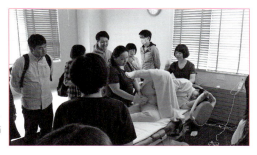

LDRでお産を実演するスタッフ
（産婦役の頭側に五十嵐看護師長，足側に鈴木里奈さん）

の？」という声が出るほど本物そっくりなのですが……。実はこれ、スタッフさんのお芝居なのです。

模擬子宮口から赤ちゃん人形を取り出せる仕様のアンダーウェアをはいて、赤ちゃんを産み落とし、へその緒を切り、カンガルーケアをし、胎盤を娩出するまでを3人のスタッフ（産婦役1名、夫役1名、助産師役1名）が迫真の演技で見せました。そして分娩終了後に入院までの流れを話し、質問を受けて、プログラムは終了です。受講者はその場で解散となりました。

産院の方針を具現化し、人気の両親学級に

週末も診療日とするのはたいへんな苦労があると思いますが、当初の目的を確実に達成できており、その結果、立ち会い出産実施率は非常に高く、現在1か月に2回開催している両親学級は毎回ほぼ満席・キャンセル待ちになっているそうです。

定員オーバー分は、その都度席を増やすなどして対応していますが、それも限界に達し、いよいよ開催頻度を増やすことを検討しています。ですが、同院では骨盤教室、祖父母向け学級、マタニティヨガ、産後のクラスなども非常に充実し、どれも人気のため、スケジュールに余裕がありません。取材の際には、実験的に1日3回の両親学級を開催することに挑戦していました（3回とも満席または定員超）。同日の学級は原則的に同じスタッフで担当するので、この日の3回の学級すべてを鈴木好美さん・鈴木里奈さんの2名体制でファシリテートしました。相当なハードスケジュールになりますが、鈴木好美さんは「普段健診で会ったり、別のクラスで指導した妊婦さんが、旦那様とどんな様子でお話しされるのか、とても楽しみです」と余裕の表情でした。

プログラムについては、年に一度、担当助産師たちが「今年度の指導内容」を検討し、それをもとに毎月の担当ファシリテーターが采配・微調整をしていくそうです。ですから、常に変化を続けていることになります。

五十嵐雪枝看護師長によると，現在スタッフからは，90分で実施するには内容が盛りだくさんすぎるのではないかという意見があがっているそうです。ただ，同日の午後に2回開催するというスケジュールの関係で，これ以上時間を延ばすことが難しく，90分のままで内容をスリムにすることが検討されています。一方で，せっかくプレパパに会えるチャンスなので育児の話も加えたいという声も出ており，そうなるとさらに時間配分が課題になります。

「毎月変化して，確実によくしていきます！」と五十嵐看護師長が力強く語るように，改善とチャレンジを続ける両親学級。同院ならば産院全体の取り組みとして新たな仕組みをつくることも十分考えられます。プレパパへのかかわり方で，同院が今後どのように全国をリードしていくのか注目です！

後日談

基本的な開催概要は取材時から変更ありませんが，大人気の学級のため，定員オーバーになった場合のみ1日3回開催するというかたちで進めており，2018年は3回，そのような対応をとったそうです。

プログラムについては，その年の「安産・両親学級係」の助産師が年に1回，院内の助産師全員に学級運営についてアンケートをとり，そこから課題を見つけて次年度のプログラム見直しを行なっています。取材時には育児パートの増量という声も上がっていましたが，五十嵐師長いわく「あくまでも，当院の両親学級の目的は分娩なので，大きくプログラムを変更することはないと考えています」とのことです。「大人数にならず，学級に参加してくれた妊婦さん同士が顔見知りになり，将来的にママ友になってくれることを期待して，これからもよりよい教室にしていきます」と抱負を語ってくれました。

11 震災で中断した両親学級，「参加型」を強化して再スタート！

DATA 黒川産婦人科医院（岩手県盛岡市）
取材日／2018年4月21日

　岩手県盛岡市にある黒川産婦人科医院さんは，2011年の東日本大震災を機に両親学級の継続が難しくなりました。「家族のあり方を見直したい」という理由で，主要なスタッフの退職が相次いだためです。

　そんな同院が2018年4月，7年のブランクを経て学級再開を果たしました。やるからには前よりもよいものにしたいと，所要時間の短縮，プログラムの修正，新規プログラム追加，学級名称の変更など盛りだくさんのリニューアルとなった新生・両親学級。どのようにパワーアップして戻ってきたのか，再開第1回を取材させていただきました。

お父さんたちとの交流は助産師にとっても楽しい

　学級開催できなかった7年間，同院で出産する妊婦さんからは再開の要望があり，スタッフもそれに応えたい気持ちはありました。一方で，「祖父母向け学級」を開催するという案も挙がっており，どちらを優先するか決めかねている状況でした。

　そんな中で両親学級再開に舵を切ったのは，「お父さんたちにもお産の流れを事前に知ってもらうことで，妊婦さんの不安の軽減につながる」という信念が助産師の中にあったこと。そして，「お父さんとの交流は助産師にとっても楽しい時間である」という思いも後押しになりました。

学級再開に向けて始動したのは，主に3名の助産師です。まず，受講対象は初産婦限定としました。それは，産後の経過やサポート対策など，初産婦と経産婦とではレクチャー内容を変える必要があるという判断です。ただ，学級の告知をしたところ経産婦からの受講希望もあったそうで，翌月からは受講可能とすることを検討していました。

　クラス名は，以前は「ペアクラス」でしたが，再開を機に変更しました。同院の母親学級が全4回クラスになっており，その4回目「いざお産クラス」のプログラムをベースに両親学級がつくられたことから，「いざお産クラス　おとうさんもいっしょ」としたそうです。学級当日の運営は助産師1名体制の予定ですが，取材時は再開の第1回ということで，修正具合の確認や受講者の反応を知るために，中心となった3名の助産師のうち2名でファシリテートすることになりました。この回の担当は，助産師の鈴木加奈子さんと浅沼智加子さんです。

いざお産クラス　おとうさんもいっしょ概要

- ▶**対象**：同院で分娩予定の夫婦（希望者のみ）
- ▶月1回　第3土曜日
- ▶**定員**：8組
- ▶**受講料**：無料

夫婦の話し合いのきっかけづくりのため，ワークを強化

　プログラムの修正については，リニューアル前後を比較してください（表19，20）。再開にあたり，もともと2時間半で開催していたものを2時間に短縮することになりました。床に直接座る体勢での受講となるので，2時間半は妊婦さんにはキツいのではないか，という判断です。その結果，後半の「おっぱいクイズ（授乳に関する知識）」「安産体操」をカットすることにしました。

　また，お産経過のビデオ鑑賞もカットしました。これは，妊婦さんが

表19　黒川産婦人科医院のペアクラス（リニューアル前）

🕐 **タイムスケジュール【約2時間30分】**

9：30	助産師自己紹介
9：35	参加者自己紹介
9：45	お産の経過カードワーク
10：15	お産の経過レクチャー
10：55	お産のビデオ
11：00	休憩
11：10	おっぱいクイズ
11：15	楽健法（2人1組で行なうマッサージのようなもの），腰のさすり方レクチャー
11：35	安産体操
11：50	産後・育児のサポートについて
12：00	解散

ビデオで見たお産スタイルで産まなければならないと誤解することが多く，同院の目指す「からだが求めるままに楽な姿勢をみつけて出産する」というフリースタイルの弊害になると考えたからだそうです。

　一方，もとのプログラムを強化させたのが，「お産の経過カードワーク」です。第2部第5章で紹介した大阪の小阪産病院でも，同様の「お産の流れをイメージするワーク」を実施していましたが，ベースは

表20　いざお産クラス　おとうさんもいっしょ（リニューアル後）

🕐 **取材時のタイムスケジュール**【約2時間10分】

9：30	助産師自己紹介
9：35	参加者自己紹介
9：45	お産の経過カードワーク【リニューアル】
10：15	お産の経過レクチャー
	【廃止】
11：00	休憩
	【廃止】
11：05	楽健法，腰のさすり方レクチャー
	【廃止】
11：25	産後・育児のサポートについて
11：35	手紙朗読【新設】
11：40	解散

夫婦の話し合いのきっかけづくりのため，ワークを強化

それと同じ（140頁参照）で，以下のような流れとなっています。

① お産の流れに関するキーワードが書かれたカードを，お産の経過順になるよう並べる

② お産の時に，こんな気持ちになることがある，というキーワードが書かれたカードを，① のお産の経過に沿って並べる

　小阪産病院さんはここまででしたが，黒川産婦人科医院さんでは，さ

らにもう一手間。

③「分娩中にやっていいこと」が書かれたカードも並べる

例えば，「ゆっくり深呼吸する」「水分補給する」「マッサージする」などが書かれています。これらを，夫婦2組ずつのグループで話し合い，予測しながら並べていきます。ここまでは中断前までも実施していた内容ですが，リニューアル後では，さらに一段階追加されました。

④ **白紙のカードを1人2枚ずつ配布（夫婦それぞれ）し，そこに妻には「お産の時に，夫にしてほしいこと」を，夫には「お産の時に，妻にしてあげたいこと」を書いてもらう。**

この作業を加えた経緯について鈴木さんは，「クラスですべての知識を説明しきれるわけではないので，これから夫婦で掘り下げて話し合ってもらうきっかけをつくりたいと考えました」と言います。学級受講で満足するのではなく，受講後も自分たちのお産について考えられるような工夫です。

初めて導入したこのパートについて，実は鈴木さんも浅沼さんも，プレパパたちは何も書けないのではないかと予測していたそうです。そうなった時に例を示すために，同院でお産をした褥婦さんにアンケート調査を実施して，「お産の時に，夫にしてもらってよかったこと」「悪かったこと」を提示できるよう準備していました。ところがフタを開けてみると，受講した男性たちは「妻の汗を拭く」「手を握る」などと率先して書き込んでいました。よいほうに期待が裏切られたようです。

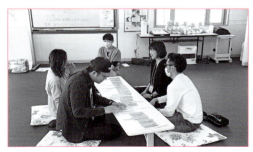

お産の経過カードワークの様子。お産の経過を並べたあと，「気持ち」「分娩中にやっていいこと」のカードを並べる受講者。奥が浅沼さん

男性は何が知りたいのか？　夫にリサーチ

　今回新設されたコーナーに，学級のエンディングを飾った「手紙朗読」がありました。これは2児の母である浅沼さんが，今回のプログラム修正の際に，自身の夫に「もし自分がクラスを受講するとしたら，お産の前に何を知りたかった？」と聞いたことがきっかけです。「思いついたことをメモしておいて」と言ったところ，後日夫から「手紙」を渡されたそうです。

　学級のプログラム修正にあたり，立ち会い経験のある男性を呼んで「生の声」を話してもらうという案もあったそうですが，毎月該当者を確保するのがたいへんだろうとのことで頓挫した矢先の，夫からの手紙。産院スタッフで手紙を回覧したところ，ぜひこれを朗読しようとの結論に達し，学級の締めとして導入することになりました。

　そこには，妻（浅沼さん）の2回のお産を振り返って感じたことや反省点，そして同院でお産を迎えるプレパパへのエールが綴られていました。私も同じ男性として，朗読された手紙は，とても考えさせられる内容でした。これはありそうでなかった発想だと思います。偶然の産物だったとはいえ，男性目線でのアイデアを取り入れようという姿勢が生んだ成果ではないでしょうか。手紙にどのような反省の弁（笑）が書かれていたかはご想像ください。

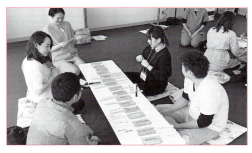

お産の時にすべきことを白紙カードに書き込み，お産の流れに加える。左奥が鈴木さん

学級を終えてみえてきた改善点

　再開第1回は，終始笑顔の絶えない学級でした。鈴木さんは「参加者に助けられました。反応のよい夫婦ばかりで，盛り上げてくれました」と振り返ります。ただ，反応のよさを引き出して，維持するのも実力ですし，普段の助産業務での妊婦さんとのかかわりも大きく影響しているはずです。この日があったのは，これまでの積み重ねがあってこそ。それも含めて浅沼さんは，「大成功でした」と言います。

　そのうえで，今後の改善点を尋ねると，まずは2時間で終わらせることだそうです。今回要した時間は，最終的に2時間10分。それも途中休憩は5分と短めです。私が見学させていただいた限り，中だるみしたところはなかったと思われます。ということは，プログラムをこのまま残して説明をコンパクトにしたり早口で解説するくらいの調整では，確実に縮めることは難しそうです。どこか大幅にカットするパートが出てくるかもしれません。10分を消費するのは本当にあっという間です。

　また，学級プログラムは，助産師1名での運営を予定しています。今回は2名体制で臨んだため，ワークでは受講者を2グループに分け，各グループに助産師を付けることができましたが，今後1人で切り盛りしていくと，ワークの進行に時間がかかったり，グループによって充実度が変わってくる可能性もあります。

　それに付随して，助産師誰もが学級を運営できるようにならなければいけません。同院では特に台本をつくることなく，エピソードトークや細かな言い回しは各助産師に任せるそうですので，新人や入職したての助産師は，見学またはサポートというかたちで同席させて身につけていってもらうことになります。

7年前よりも集客に苦戦

　そのほかにも大きな課題が見つかりました。学級の告知について，Webサイト掲載，ポスター掲示，チラシの手渡し，個別の声かけも行

ないましたが，予想に反して集客に苦戦しました。以前は予約開始日に即満席となり，キャンセル待ちの月が続くこともありました。ですが，今回の再開については 2 か月前から告知を開始したものの，集まったのは定員の半数となる 4 組でした。

浅沼さんは「ほかの人とコミュニケーションをとりたくない人が，男女ともに増えているのかも」と想像します。普段健診に来る妊婦さんたちを見ていると，以前は待合室で「（妊娠）何か月なんですか？」という会話がよく見られたものの，最近では皆スマホを見てばかりで妊婦さん同士の会話が減っているそうです。「子育ては，他者とのかかわり合いなくしてはできません。学級がその練習台になるといいなと思います」と浅沼さんは言います。

ほかの妊婦さんとのコミュニケーションが減り，口コミで学級が評判になるのも以前よりは難しくなると考えると，普段の健診の際の声かけをさらに強化しつつ，同時に受講満足度を維持する努力が必要になりそうです。目標は，再びキャンセル待ちになること。黒川産婦人科医院さんの第 2 ステージは始まったばかりです。

後日談

取材した 2018 年 4 月の回では定員を埋められず集客が課題とのことでしたが，なんと同年 6 月には定員に達し，7 月以降キャンセル待ちが続いているそうです。いったん経産婦さんの受講も可能にしましたが，キャンセル待ち多数のため，12 月からは当初の初産婦限定に戻すことになりました。また，以前は，学級の案内を初回の妊婦健診（9〜10 週）の際に行なっていましたが，「より出産が現実的になった段階でパートナーとよく話し合って受講を決めてもらいたい」との思いから，妊娠 16 週を目途に受講してもらう初回の母親学級の際に案内をすることにしました。

学級の 1 週間前にはカルテチェックを行なって，欠席者を減らす取り組みもしているそうです。集客アップのレベルから満足度アップのレベルに入ったということですね。

全国に学ぶ！
両親学級成功の秘訣とは？

第2部では11章にわたって，全国の評判の両親学級をレポートしてきました。産前産後の現場ではよく，「沐浴実習とオムツ替えのほかに何をしたらいいんでしょうか？」と悩んでいる助産師さんの声を聞きますが，全国にはさまざまな工夫を凝らしてプレパパ・ママのニーズに応える学級があり，本当に勉強になりました。

本章では総括として，それらの学級を通して見えてきた「学級を成功させる秘訣」を考えていきたいと思います。

🐤 3つの秘訣

① 課題意識をもっていること

以前，私自身が講座運営の研究のために見学させていただいたある産院の両親学級の話を例に出します。それは，非常に完成度が高く非の打ちどころがないと，思わず唸った学級でした。プログラムは計算し尽くされていて，ワークを入れる時間帯，ワークの生かし方など，練りに練られています。私は時間が経つのも忘れて聞き入り，あっという間に学級が終わり，そしてふと振り返った時に，印象に残った部分がなかったんです。

すごく勉強になった……ような気がしたんですが，具体的に何が？と問われるとどうにも答えづらい。私の感覚はおそらく受講したプレパパの感覚に近いものだと思うので，プレパパたちにとってもあまり引っかかりのない学級だったのではないでしょうか。

あれほど聞き入ったのに，終わってみるとどうして印象が薄いんだろう？　学級が終わって，講師にお話を聞いた時に，その理由がわかりました。「学級運営の課題はなんですか？」と尋ねたところ，講師から返ってきたのは「ありません」という答えだったんです。ないはずはないだろうと思ったので，「受講者の反応が悪いところや，講師側がやりづらいと感じることはないですか？」と聞くと，「受講者の反応はそんなに気にしてません」とのこと。

そういうことか，と思いました。確かにプログラムは素晴らしいし，講師の技量も超上級でしたから，改善点などないといえばそれまでです。しかし，講師が満足してしまった時点で，その学級は完全に講師のペースです。受講者が求めているのは，受講者のペースに合わせてくれる学級であって，予備校によくあるサテライト授業のような双方向性のない学級では，確かに改善点も見つかりません。常に，目の前の受講者に何が伝わっていないのか，もしくは誤って伝わっていることはないかを振り返ることが必要ですよね。

青葉レディースクリニックさんは，事後のアンケートを実施していますが，それは講座終了直後に書いてもらうのではなく，退院後にアンケート用紙を送り，「産後しばらく経ってみて両親学級は生かされていますか？」と尋ねているのだそうです。本来の学級の意義は「その後に生かされたかどうか」ですから，このアンケート方法は非常に理にかなっています。

吉村医院さんは，受講者全家族について，健診などで得られた情報を事前打ち合わせで共有して学級に生かし，学級受講時の情報共有を健診に生かす，というサイクルの中に両親学級を位置付けていました。それが基本スタイルの産院ですから「受講者の反応」は何よりも貴重な情報なはずです。

② 伝えるための工夫をしていること

課題意識をもつうえで，プログラムのどのような点を改善していくか。まずは，「伝わりやすさ」です。伝わらなければ，よい情報提供も無駄に

なってしまいますし，伝えたいことがしっかり伝わるのであれば，「必要な情報：不要な情報」が「1：9」でもいいと私は考えています。

とりわけ，医療者の言葉は素人にはわかりづらいもの。何気なく使っている専門用語がないかチェックすべきですし，できるだけわかりやすくイメージしやすい言葉に置き換えられるほうがよいですよね。賛否両論ありますが，私は産後の悪露がある状態の女性のことを「全治1か月のケガ人」と表現しています。厳密にはケガではないとか，全治1か月は正確ではないなど，これまで批判も多く受けましたが，それでもこの表現を何年も愛用しているのは，私自身，妻が産後に自分自身をこう称した時の衝撃を忘れられないからです。つまり，素人の男性にはわかりやすかった，ということですね。

埼玉県助産師会朝霞地区の産後劇はまさに，産後のリアルを伝えるために行きついたプログラムで，講義形式よりも時間を短縮し，しかも伝わり度合いを上げることに成功していました。

浦安市こども家庭支援センターの講座は，講師を2人体制にして，母性的アプローチ・父性的アプローチを使い分ける，という素晴らしいアイデアだと感じます。

また，赤川クリニックさんでは，お産の経過について，あえてリスクの説明から始めました。「何か気になることがあったらすぐに連絡してほしい」というメッセージを確実に伝えることに重点を置いた結果です。

③ 講師の経験談が含まれること

① で紹介した「完璧すぎる学級」について，もう少し掘り下げて考えてみました。プログラムがガッチリつくられている学級は，台本を暗記すれば誰でも実践できるというメリットがあります。これは，多数の受講者をさばくうえでは重要なポイントです。一方で，誰がやっても同じ学級になってしまうリスクもあります。

前述の学級は，あまりに無駄がなさすぎて，個人のエピソードをはさむ余地がなかったんです。講師が子育て中なのか，はたまた独身なのか，復職で悩んだことがあるか，保育園探しをしたことがあるのか，そ

ういった個人的なことについては一切触れられませんでした。

　例えば，「こんな学級をやってますけど，私も完璧な親じゃないんです」「今日も子どもに『早くしなさい！』って怒鳴っちゃって」「夫が，脱いだ靴下を放っておくからイライラしちゃったんです」──このくらいの体験談でも，学級はぐっと人間臭くなります。私たち父親（プレパパ）は，専門家から「これが出産育児の正解だ！」というレクチャーを受けるのが苦手です。講師も受講者もなく同じ仲間だ，味方だと思ってもらえるに越したことはありません。その突破口が，「講師自身の体験談」を語ることです。体験談は産前のものでも産後のものでも構いません。エピソードの情景を受講者に想像させることができれば，受講者はぐっと心をつかまれるものです。もちろん第1部第13章で話したように（82頁参照），そればかり聞かされては逆効果ですが，取材先の講師たちは皆さん絶妙なバランスで体験談を引用していました。

　例えば，佐久医療センターの坂本先生は，妻が産後体調を崩したことで初めて家事・育児の重労働に気づきました。そこで，産後の夫婦関係と育児をプレパパたちに考えてほしいと思い，父親学級開設に向かいました。

　矢島助産院さんのパパランチ・ファシリテーターの湯浅さんは，4度の立ち会い出産それぞれにドラマがあり，医師や助産師とは違う「父親」としての視点で経験談を語ることが人気の秘密でした。このような実体験があることで，学級が単なる押し付けではなく，「血が通ったもの」だと感じられるんです。

　愛産婦人科さんでは，同院で出産した夫婦と，夫婦のお産にかかわった助産師とで体験談を語るというスタンスでした。ゲスト夫婦だけだと心もとないコーナーを，助産師がうまくエピソードをはさみながら進行しており，立ち会い出産の際の父親の役割も伝えられる工夫がされていました。

　黒川産婦人科医院さんは，ファシリテーターを務める助産師が，自身の夫からもらった手紙を朗読することによって，自身の出産・産後をあえて間接的に伝える，という手法を使っていました。よく「助産師が言

うと，なんでも説教臭く聞こえてしまう」という助産師自身の反省の弁
がありますが，夫に代弁させる，というのは妙案です。

もっとも大切なことは……

　そうなってくると，出産経験のない助産師，未婚の助産師は，自身の
エピソードが少なく，講師としては不利になるのか？ということになっ
てしまいますが，そんなことはありません。多くの学級を取材させてい
ただいて感じたことは，結局「笑顔」に勝る要素はない，ということで
した。

　私は普段は取材側ではなく講師を務めることがほとんどですが，取材
時に受講者側に座ってみて初めて気づきました，講師に笑顔のない学級
がこんなに居心地悪いものなのかと。講師が終始笑顔でいてくれるだけ
で「来てよかったな」と思えるんですね。それが産院（主催者）に対す
る安心感・信頼感にもつながるんだと思います。

　両親学級を受講するプレパパたちは一様に表情が硬いですから，講師
も緊張して怖い顔になってしまいがちですが，努めて笑顔をつくるべき
だなと，これは私自身の反省でもあります。

　小阪産病院さんの助産師松浦さんは，笑顔の鑑のような方でした。彼
女が特にクオリティが高いのかと思い，師長にうかがったところ，同院
で学級を担当する助産師で笑顔のない人はいないとのことでした。

　山口県立大学別科助産学専攻の一度きりの両親学級もそうです。開催
時の写真を見ると，学生たちの笑顔があふれていました。自信や経験は
なくても，受講してくれた夫婦を楽しませようという気持ちは現場の助
産師さんに負けていない証拠です。

　理論上は誰にでもできる「スマイルゼロ円」ですが（笑），いざ受講
者を前に2時間笑顔をキープするというのはなかなか難しいもの。学
級を笑顔でやりきるコツは，普段から受講者（産院であれば妊産婦さ
ん）とのコミュニケーションをとっておくことですよね。受講者は全員
味方。こう思えば，自然と緊張感は和らぎます。

13

両親学級の人材育成を考える

誰にも真似できない学級？

　第2部の取材をすべて終え，あとは掲載を待つばかりとなった2018年の秋のこと。「とてもよい父親学級がある」という情報をいただきました。

　首都圏のある産院で，産婦人科医師の男性院長自らが講師となって月に1回の男性限定父親学級を開催しているとのことでした。受講した方の妻からの評判もすこぶるよいということで「渡辺さん，ぜひ取材に来てください！」という，勤務助産師さんからの情報提供がありました。

　連載のための取材は終わってしまったものの，個人的にもそれは非常に魅力を感じます。ぜひぜひ見学させていただきたいものですが，いったいどんな学級をされているのかとうかがうと，当の助産師さん，「私たちにもわからないんです」とおっしゃいます。

　なんと，完全男性限定の学級で，院内スタッフであっても，女性は絶対に見学できないどころか，内容も知らせてもらえないのだとか。受講した男性にスタッフが直接聞いても，他言無用と袖にされてしまうのだそうです。見学許可が出たとしても，記事にする許可が出ないんじゃないか？という不安もありますが，いずれにしても，気になりますよね。

　本書の最後に考えたいのは，「両親学級を開催できる人材をどう増やしていくか」という問題です。学級を運営するという点について，私もよく「渡辺さんだから講師ができるんじゃないですか？」と言われるこ

とがあります。確かに受講者に満足してもらう学級を提供するにはファシリテーターの性格や向き・不向きは無関係ではないのですが，いかんせん私のように「代わりがいない」ことは弱点となります。客観的基準がなく，そして自己研鑽は難しいのです。

　受講者100人中100人が大満足ということはありえないはずですが，それでもできる限り多くの人に満足してもらいたいですよね。どんな講師でも，クセや苦手な状況というものがありますので，客観的なアドバイスが得られると改善していくことができますが，私のように1人でやっている者はそれがないのです。

　その点，産院の中でローテーション制で学級を担当する場合，複数の目が入ります。このクセは直したほうがいいとか，この説明はわかりづらかったなどのアドバイスを受けることができますし，あの人は説明が上手だから見習おう！というように改善することもできますよね。特に後進育成の場合はこの要素が欠かせません。

　また，切磋琢磨できるか否かだけではありません。佐久医療センターのレポートにご登場いただいた，坂本先生は「今僕がいなくなると何も残らない。ユニバーサルなものにしないといけないんです」とおっしゃっていました。この発言に両親学級の講師育成のカギが集約されています。後日談にあるとおり，この不安が的中し，後進を育成される機会がないまま，現在学級休止となってしまいました（2019年5月時点）。

　特定の人の経験談や強い思いでプログラムが構成されている場合に，その人でないと学級が成立しない，という事態が起こりえます。経験談まで他人に引き継ぐことができないので，その1人が抜けた時に開催が滞ってしまうのです。上記のようなリスクを考えた時に，冒頭の「とてもよい父親学級」は，もしもの時に引き継げる要素があるのかどうか。私も他人事ではありません。

人材育成の方法

　では，産院での両親学級にあたり，現場の皆さんはどのような方法で人材を育成しているのでしょうか。以下のような方法が考えられると思います。

① 見て覚えてもらう

　この手法が圧倒的に多いようです。助産師さんの業務量は非常に多いですから，学級の習得のためだけに多くの時間を割くのは難しいですよね。学級教育係のようなスタッフがいれば別ですが，そうでもなければ先輩の学級を見て盗む，これがオーソドックスなやり方かと思われます。また新人スタッフ用のパートを用意しておき，見学がてら一部パートを担当させて経験を積ませる，という産院もあります。

② 運営方法について勉強会を開催する

　私はよく各地の助産師会や，個人医院に呼んでいただき，「両親学級のつくり方」講座をさせていただきます。スタッフ全体の勉強会として学級運営を学ぶことは，関係者のみですり合わせをするよりも，多方面からの意見が出て有意義になるものです。

　もちろん私を呼ぶまでもなく，産院スタッフで事足りる場合は，産院内で母親学級なども含めた学級運営勉強会を実施しているところもあるようです。

③ レジメを渡して，任せる

　多くの産院が，両親学級開催は月に1〜2回程度でしょうか。学級初心者が，そのタイミングで勤務していて，さらに手が空いているとは限りませんから，見学するチャンスがなかなかないことも考えられます。なかには，学級の流れをレジメにして，あとは自分流にアレンジしてよい，ということで新人であっても完全に任されるケースもあるようです。

また少し視点は変わりますが，スタッフの確保・育成の負担軽減のために，以下のような策もあります。

④ 学級でビデオ（動画）を上映する

必要な情報をすべてビデオにまとめて，学級当日はビデオを上映するだけ，という手段もよく使われています。全編でなくても一部動画のように上手に使うと，新人でも担当しやすく，どうしても説明的になってしまう部分や，沐浴指導のように場所と時間とスタッフが割かれる作業については負担軽減につながります。ただし，メリットがある一方で，受講者とのコミュニケーション量が減るのと，情報の更新が面倒なので，よく検討すべきでしょう。

余談ですが，かつてある産院で「渡辺大地の父親学級」と銘打って，私の学級を録画したものを無断で上映する，ということがありましたが，これはNGです（笑）。

過渡期を迎える両親学級

ところで，山口県立大学の学生による両親学級について，後日談にあるとおり2018年度は残念ながら継続ならず性教育講座になったということでした。若い世代が両親学級よりも，性教育に関心をもったことについてとても残念に……思ってばかりもいられません。両親学級が過渡期を迎えていることを，この一件が示しているように思うのです。

青葉レディースクリニックさんの例にもあるとおり，学級は「やりたい！」「必要だ！」という思いをもつメンバーで取り組むのが本来の姿勢なんだろうと思います。所属している産院でやっているから仕方なくやる，というようなファシリテーターが意義を感じていない学級というのは虚しいですよね。もし「両親学級には興味がもてません」というスタッフばかりになってしまったら，後進の育成どころではなくなってしまいます。

山口県立大学の学生たちが6年間にわたって目まぐるしくプログラ

ムを進化させ，そして，7年目には両親学級の存在そのものを脇に置きました。私たちはこの若者たちの軌跡から学ばなければいけません。必要と思えばいくらでも変化させる力をもち，優先順位が下がれば相応に扱う。これは受講者である現役子育て夫婦もそうです。必要と思えば受講するし，優先順位が低ければ受講しない，と。

　もちろん，受講者が必要と思わなかったから学級自体が不要であるということにはなりません。私たちが思っているほど，両親学級の重要性は受講前の当事者に伝わっていませんからね。

　後進を育成するにあたり，どのような方法でプログラムを覚えさせ仕切れるようにするのか，ということも大事ですが，その前に，自院の学級の重要性や意義を自分で語れるくらいにまで落とし込んでもらい，ファシリテーターが産院の掲げる目標に向かって学級を開催できるようにしておくことが大切なのではないでしょうか。後進の育成はもちろん大切なことですが，新人が意欲的に取り組める学級になっているのかどうか，改めて見直してみてはどうか，ということです。それができれば，スタッフそれぞれが受講者の反応の違和感に気づいて反省したり，改善点を提案できるようになります。

　吉村医院さんで先代から現院長に代替わりした際に，両親学級のやり方をガラッと変えた，という話がありました。産院として取り組むべき目標設定がハッキリしていたからこそ可能だったことです。学級の意義が先代の頭の中にしか存在しなかったら，引き継ぐことはできなかったはずです。大切なのは，プログラムを一言一句正確に覚えて披露することではなく，伝えるべきことが受講者にしっかり伝わる，ということ。

　吉村医院の田中先生が「妊産婦さんへのかかわりは，両親学級で完結させるものではありません」とおっしゃっていました。突き詰めれば，より有意義なものがあれば両親学級でなくてもよい，ということになります。プログラムの改善点を考えていたら，両親学級を廃止して別の方法でアプローチできることを思いついた，なんていう提案が出てくれば，それも1つの正解かもしれません。

何のための両親学級か

両親学級を開催できる人材をどう増やしていくか，ということについて，まずは自院で両親学級を開催している（しようと思っている）「目的」を明らかにしたうえで，それを達成する手段として現段階では両親学級が最適である，という前提を共有することから始めませんか。目的や手段が腑に落ちないスタッフがいる場合は，チャンスです。一般のマタニティ夫婦が両親学級の受講に気が進まない要因と関連しているかもしれません。

「いまどきアナログな学級なんて信じられない。オンラインで参加できるようにすべき」

「複数組受講は抵抗がある。個別講座が望ましい」

ベテランスタッフにとっては常識はずれと思えるようなことが，実は当事者が求めていることかもしれません。当事者の感覚をより敏感に察知できるのは，経験の浅いスタッフです。

私は，誰もが両親学級に意見を言う力をもっていると思います。後進の育成に苦戦するのか，ぜひかかわりたいと思える学級に進化するのか。先輩の経験値と後輩の当事者感覚をかけ合わせて，求められる両親学級をつくっていきましょう。

おわりに

　札幌市立大学の助産クラスで「健康教育」の授業をした時のことです。「両親学級の講師に向いているのは，どんな人？」という質問をしました。学生からは，助産師，看護師，専業主婦・主夫経験のある人，人前で話すのが好きな人などさまざまな意見が出ました。そんな中で私がなるほどと思ったのは，「政治家」という意見でした。

　政治家は口がうまいので……ということではありません。政治家こそ，子育てを始めようとする夫婦の意見を聞き入れて自らの政策に生かしてほしい，という意味でした。つまり講師は有意義なものを受講者に与えるべき，という考え方の正反対で，**受講者から情報・知識をもらって活用できる人こそ講師たるべし**，ということです。

　もちろん私たちは，できる限り有益な情報を受講者に提供することが務めなのですが，受講者からいただいた情報を，次の講座に生かすだけでなく，普段の助産業務に反映させること（私の場合は，自社のサービスに反映させること）も講師の重要な役割なのだと，学生の意見に気づかされました。

　これまで受講してくれた人たちの意見が，自分や所属団体の血肉となっているだろうか。ご指導くださる先輩方や取材させていただいた産院などスタッフさんたちの知恵をお借りしながら，本書を読んでくださった皆さんとともに私も「子育てを取り巻く環境」を少しでもよくしていかなければと思います。

　最後になりましたが，『助産雑誌』の連載として掲載いただいた本原稿を1冊の書籍としてまとめていただくにあたり，医学書院の池田大志さんはじめ，伊藤恵さん，竹内亜祐子さん，富岡信貴さん，前任の金澤瑶さんと清水日花里さんの多大なお力添えをいただきました。本当にありがとうございました。

おわりに

　いつか「帰ってきた！　ワタナベダイチの全国・両親学級レポート」
で再び全国の皆さんの知恵をシェアしましょう！

　2019 年 5 月

渡辺大地

さくいん

あ行

意義　3
　　——, スタッフ間での共有　2
　　——, 男性は何が知りたいのか
　　　　193
　　——, 父親にとってマタニティ
　　期の情報収集源　11
　　——, 夫婦の対話の練習として
　　　　23
　　——, 両親学級への夫婦受講を
　　勧めている理由　24
意見交換　15, 22
お産中の過ごし方　166, 169
お産の流れ　143, 144
　　——, カードワーク　190, 191
　　——, ワーク　137, **140**

か行

開催スケジュール　72
家事・育児に関心の高い父親(意
　　識の高い父親)　84, **85**, 97
家事・育児に関心の低い父親(意
　　識の低い父親)　84, **85**, 97
家事・育児の分担
　　　　28, 63, 121, 125
　　——, 家庭内ケアバランス分析
　　ワーク　**157**, 159, 161
　　——, 見える化　133
　　—— ワーク　**123**, 127
講座の対象者　42
講師育成　202
子育ての理想と現実　6
　　——, どちらに焦点を当てるのか
　　　　8
子ども同伴　52, 99

さ行

参加者が夫婦1組だけ　57
参加者からの質問の真の意図を
　　考える　18

参加者間の定義の違い　15
参加者数の目安　52
参加者への問いかけ　16
産後劇　**114**, 198
産後の過ごし方
　　　　4, 5, 117, 126, 167
産後のたいへんさ　8, 126
産後のリアル　114, 117, 120, 198
産前クラスのコツ　43
事後アンケート　**65**, 98, 197
自己紹介タイム　78, 79
児童虐待の予防　135, 156, 161
写真を使ったシェアリング　149
集客　26
　　—— の工夫　30
受講者のニーズ　5
受講料　102
小児科医師, 父親学級　130
少人数講座　55
所要時間　102
シングルマザー　20, 24, **98**
先輩パパに学ぶコーナー　40
祖父母　100, 101

た行

託児　99
男女混合の難しさ　14
男性限定講座に対する誤解　20
父親がもつ可能性　11
父親の自覚　**91**, 92, 93
調理実習　27, 28
チラシ制作　32
導入方法, プレパパを安心させる
　　　　138

な行

妊娠・お産中のリスク　198
　　——, 受講者から反響のあった
　　事例　10
　　——, もしもの事態　9, 164, 169

さくいん

は行

パートナーシップ強化，妊娠中
　からの　153, 160
パパランチ　106
必要なコンテンツ　58
　――，終わったあとに生きる　29
　――，振り返って応用できる　9
ファシリテーター　46
夫婦会議　**23**, 24, 57

プレ開催　**75**, 76, 77
プレパパママ講座　153, 154
プログラムの見直し・改善
　　　　　　　　　　　　　48, 66

ま行

沐浴指導　58, 60, **61**, 62, 171

や行

役割分担，家庭の　159, 161
役割分担，講師の　50